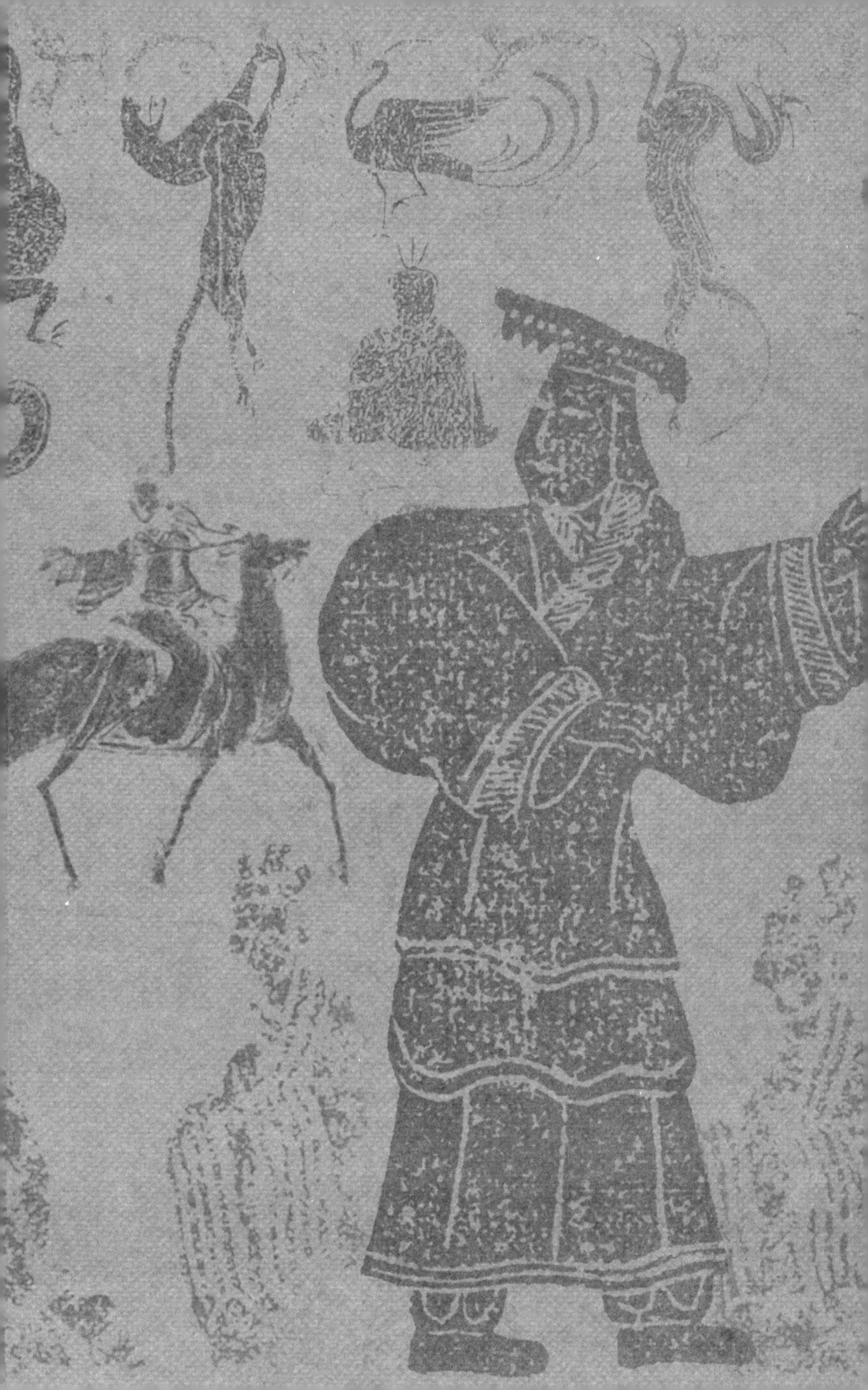

中国古医籍整理丛书

新刻幼科百效全书

明·龚居中　撰

江蓉星　姚向阳　张利克　校注

中国中医药出版社
·北　京·

图书在版编目（CIP）数据

新刻幼科百效全书／（明）龚居中撰；江蓉星，
姚向阳，张利克校注．—北京：中国中医药出版社，
2015.12

（中国古医籍整理丛书）
ISBN 978 - 7 - 5132 - 2930 - 2

Ⅰ.①新… Ⅱ.①龚… ②江… ③姚… ④张… Ⅲ.
①中医儿科学—中国—明代 Ⅳ.①R272

中国版本图书馆 CIP 数据核字（2015）第 271542 号

中国中医药出版社出版
北京市朝阳区北三环东路 28 号易亨大厦 16 层
邮政编码 100013
传真 010 64405750
三河市鑫金马印装有限公司印刷
各地新华书店经销

＊

开本 710×1000 1/16 印张 11.5 字数 54 千字
2015 年 12 月第 1 版 2015 年 12 月第 1 次印刷
书 号 ISBN 978 - 7 - 5132 - 2930 - 2

＊

定价 35.00 元
网址 www.cptcm.com

国家中医药管理局
中医药古籍保护与利用能力建设项目
组织工作委员会

前　言

中医药古籍是传承中华优秀文化的重要载体，也是中医学传承数千年的知识宝库，凝聚着中华民族特有的精神价值、思维方法、生命理论和医疗经验，不仅对于传承中医学术具有重要的历史价值，更是现代中医药科技创新和学术进步的源头和根基。保护和利用好中医药古籍，是弘扬中国优秀传统文化、传承中医学术的必由之路，事关中医药事业发展全局。

1949 年以来，在政府的大力支持和推动下，开展了系统的中医药古籍整理研究。1958 年，国务院科学规划委员会古籍整理出版规划小组在北京成立，负责指导全国的古籍整理出版工作。1982 年，国务院古籍整理出版规划小组召开全国古籍整理出版规划会议，制定了《古籍整理出版规划（1982—1990）》，卫生部先后下达了两批 200 余种中医古籍整理任务，掀起了中医古籍整理研究的新高潮，对中医文化与学术的弘扬、传承和发展，发挥了极其重要的作用，产生了不可估量的深远影响。

2007 年《国务院办公厅关于进一步加强古籍保护工作的意见》明确提出进一步加强古籍整理、出版和研究利用，以及

"保护为主、抢救第一、合理利用、加强管理"的方针。2009年《国务院关于扶持和促进中医药事业发展的若干意见》指出，要"开展中医药古籍普查登记，建立综合信息数据库和珍贵古籍名录，加强整理、出版、研究和利用"。《中医药创新发展规划纲要（2006—2020）》强调继承与创新并重，推动中医药传承与创新发展。

2003～2010年，国家财政多次立项支持中国中医科学院开展针对性中医药古籍抢救保护工作，在中国中医科学院图书馆设立全国唯一的行业古籍保护中心，影印抢救濒危珍本、孤本中医古籍1640余种；整理发布《中国中医古籍总目》；遴选351种孤本收入《中医古籍孤本大全》影印出版；开展了海外中医古籍目录调研和孤本回归工作，收集了11个国家和2个地区137个图书馆的240余种书目，基本摸清流失海外的中医古籍现状，确定国内失传的中医药古籍共有220种，复制出版海外所藏中医药古籍133种。2010年，国家财政部、国家中医药管理局设立"中医药古籍保护与利用能力建设项目"，资助整理400余种中医药古籍，并着眼于加强中医药古籍保护和研究机构建设，培养中医古籍整理研究的后备人才，全面提高中医药古籍保护与利用能力。

在此，国家中医药管理局成立了中医药古籍保护和利用专家组和项目办公室，专家组负责项目指导、咨询、质量把关，项目办公室负责实施过程的统筹协调。专家组成员对古籍整理研究具有丰富的经验，有的专家从事古籍整理研究长达70余年，深知中医药古籍整理研究的重要性、艰巨性与复杂性，履行职责认真务实。专家组从书目确定、版本选择、点校、注释等各方面，为项目实施提供了强有力的专业指导。老一辈专家的学术水平和智慧，是项目成功的重要保证。项目承担单位山东中医药大学、南京中医药大学、上海中医药大学、福建中医药大学、浙江省中医药研究院、陕西省中医药研究院、河南省中医药研究院、辽宁中医药大学、成都中医药大学及所在省市中医药管理部门精心组织，充分发挥区域间互补协作的优势，并得到承担项目出版工作的中国中医药出版社大力配合，全面推进中医药古籍保护与利用网络体系的构建和人才队伍建设，使一批有志于中医学术传承与古籍整理工作的人才凝聚在一起，研究队伍日益壮大，研究水平不断提高。

本着"抢救、保护、发掘、利用"的理念，该项目重点选择近60年未曾出版的重要古医籍，综合考虑所选古籍的保护价值、学术价值和实用价值。400余种中医药古籍涵盖了医经、基础理论、诊法、伤寒金匮、温病、本草、方书、内科、外科、女科、儿科、伤科、眼科、咽喉口齿、针灸推拿、养生、医案医话医论、医史、临证综合等门类，跨越唐、宋、金元、明以迄清末。全部古籍均按照项目办公室组织完成的行业标准《中医古籍整理规范》及《中医药古籍整理细则》进行整理校注，绝大多数中医药古籍是第一次校注出版，一批孤本、稿本、抄本更是首次整理面世。对一些重要学术问题的研究成果，则集中收录于各书的"校注说明"或"校注后记"中。

"既出书又出人"是本项目追求的目标。近年来，中医药古籍整理工作形势严峻，老一辈逐渐退出，新一代普遍存在整理研究古籍的经验不足、专业思想不坚定等问题，使中医古籍整理面临人才流失严重、青黄不接的局面。通过本项目实施，搭建平台，完善机制，培养队伍，提升能力，经过近5年的建设，锻炼了一批优秀人才，老中青三代齐聚一堂，有效地稳定了研究队伍，为中医药古籍整理工作的开展和中医文化与学术的传承提供必备的知识和人才储备。

本项目的实施与《中国古医籍整理丛书》的出版，对于加强中医药古籍文献研究队伍建设、建立古籍研究平台，提高古籍整理水平均具有积极的推动作用，对弘扬我国优秀传统文化，推进中医药继承创新，进一步发挥中医药服务民众的养生保健与防病治病作用将产生深远影响。

第九届、第十届全国人大常委会副委员长许嘉璐先生，国家卫生计生委副主任、国家中医药管理局局长、中华中医药学会会长王国强先生，我国著名医史文献专家、中国中医科学院马继兴先生在百忙之中为丛书作序，我们深表敬意和感谢。

由于参与校注整理工作的人员较多，水平不一，诸多方面尚未臻完善，希望专家、读者不吝赐教。

国家中医药管理局中医药古籍保护与利用能力建设项目办公室
二〇一四年十二月

许 序

"中医"之名立，迄今不逾百年，所以冠以"中"字者，以别于"洋"与"西"也。慎思之，明辨之，斯名之出，无奈耳，或亦时人不甘泯没而特标其犹在之举也。

前此，祖传医术（今世方称为"学"）绵延数千载，救民无数；华夏屡遭时疫，皆仰之以度困厄。中华民族之未如印第安遭染殖民者所携疾病而族灭者，中医之功也。

医兴则国兴，国强则医强。百年运衰，岂但国土肢解，五千年文明亦不得全，非遭泯灭，即蒙冤扭曲。西方医学以其捷便速效，始则为传教之利器，继则以"科学"之冕畅行于中华。中医虽为内外所夹击，斥之为蒙昧，为伪医，然四亿同胞衣食不保，得获西医之益者甚寡，中医犹为人民之所赖。虽然，中国医学日益陵替，乃不可免，势使之然也。呜呼！覆巢之下安有完卵？

嗣后，国家新生，中医旋即得以重振，与西医并举，探寻结合之路。今也，中华诸多文化，自民俗、礼仪、工艺、戏曲、历史、文学，以至伦理、信仰，皆渐复起，中国医学之兴乃属必然。

迄今中医犹为国家医疗系统之辅，城市尤甚。何哉？盖一则西医赖声、光、电技术而于20世纪发展极速，中医则难见其进。二则国人惊羡西医之"立竿见影"，遂以为其事事胜于中医。然西医已自觉将入绝境：其若干医法正负效应相若，甚或负远逾于正；研究医理者，渐知人乃一整体，心、身非如中世纪所认定为二对立物，且人体亦非宇宙之中心，仅为其一小单位，与宇宙万象万物息息相关。认识至此，其已向中国医学之理念"靠拢"矣，虽彼未必知中国医学何如也。唯其不知中国医理何如，纯由其实践而有所悟，益以证中国之认识人体不为伪，亦不为玄虚。然国人知此趋向者，几人？

国医欲再现宋明清高峰，成国中主流医学，则一须继承，一须创新。继承则必深研原典，激清汰浊，复吸纳西医及我藏、蒙、维、回、苗、彝诸民族医术之精华；创新之道，在于今之科技，既用其器，亦参照其道，反思己之医理，审问之，笃行之，深化之，普及之，于普及中认知人体及环境古今之异，以建成当代国医理论。欲达于斯境，或需百年欤？予恐西医既已醒悟，若加力吸收中医精粹，促中医西医深度结合，形成21世纪之新医学，届时"制高点"将在何方？国人于此转折之机，能不忧虑而奋力乎？

予所谓深研之原典，非指一二习见之书、千古权威之作；就医界整体言之，所传所承自应为医籍之全部。盖后世名医所著，乃其秉诸前人所述，总结终生行医用药经验所得，自当已成今世、后世之要籍。

盛世修典，信然。盖典籍得修，方可言传言承。虽前此50余载已启医籍整理、出版之役，惜旋即中辍。阅20载再兴整理、出版之潮，世所罕见之要籍千余部陆续问世，洋洋大观。

今复有"中医药古籍保护与利用能力建设"之工程，集九省市专家，历经五载，董理出版自唐迄清医籍，都400余种，凡中医之基础医理、伤寒、温病及各科诊治、医案医话、推拿本草，俱涵盖之。

噫！璐既知此，能不胜其悦乎？汇集刻印医籍，自古有之，然孰与今世之盛且精也！自今而后，中国医家及患者，得览斯典，当于前人益敬而畏之矣。中华民族之屡经灾难而益蕃，乃至未来之永续，端赖之也，自今以往岂可不后出转精乎？典籍既蜂出矣，余则有望于来者。

谨序。

第九届、十届全国人大常委会副委员长

许嘉璐

二〇一四年冬

王 序

　　中医学是中华民族在长期生产生活实践中，在与疾病作斗争中逐步形成并不断丰富发展的医学科学，是中国古代科学的瑰宝，为中华民族的繁衍昌盛作出了巨大贡献，对世界文明进步产生了积极影响。时至今日，中医学作为我国医学的特色和重要医药卫生资源，与西医学相互补充、相互促进、协调发展，共同担负着维护和促进人民健康的任务，已成为我国医药卫生事业的重要特征和显著优势。

　　中医药古籍在存世的中华古籍中占有相当重要的比重，不仅是中医学术传承数千年最为重要的知识载体，也是中医为中华民族繁衍昌盛发挥重要作用的历史见证。中医药典籍不仅承载着中医的学术经验，而且蕴含着中华民族优秀的思想文化，凝聚着中华民族的聪明智慧，是祖先留给我们的宝贵物质财富和精神财富。加强对中医药古籍的保护与利用，既是中医学发展的需要，也是传承中华文化的迫切要求，更是历史赋予我们的责任。

　　2010年，国家中医药管理局启动了中医药古籍保护与利用能力建设项目。这既是传承中医药的重要工程，也是弘扬优秀民族文化的重要举措，不仅能够全面推进中医药的有效继承和创新发展，为维护人民健康做出贡献，也能够彰显中华民族的璀璨文化，为实现中华民族伟大复兴的中国梦作出贡献。

相信这项工作一定能造福当今，嘉惠后世，福泽绵长。

国家卫生与计划生育委员会副主任

国家中医药管理局局长

中华中医药学会会长

王国强

二〇一四年十二月

马 序

新中国成立以来，党和国家高度重视中医药事业发展，重视古籍的保护、整理和研究工作。自 1958 年始，国务院先后成立了三届古籍整理出版规划小组，分别由齐燕铭、李一氓、匡亚明担任组长，主持制订了《整理和出版古籍十年规划（1962—1972）》《古籍整理出版规划（1982—1990）》《中国古籍整理出版十年规划和"八五"计划（1991—2000）》等，而第三次规划中医药古籍整理即纳入其中。1982 年 9 月，卫生部下发《1982—1990 年中医古籍整理出版规划》，1983 年 1 月，中医古籍整理出版办公室正式成立，保证了中医古籍整理出版规划的实施。2002 年 2 月，《国家古籍整理出版"十五"（2001—2005）重点规划》经新闻出版署和全国古籍整理出版规划领导小组批准，颁布实施。其后，又陆续制定了国家古籍整理出版"十一五"和"十二五"重点规划。国家财政多次立项支持中国中医科学院开展针对性中医药古籍抢救保护工作，文化部在中国中医科学院图书馆专门设立全国唯一的行业古籍保护中心，国家先后投入中医药古籍保护专项经费超过 3000 万元，影印抢救濒危珍、善、孤本中医古籍 1640 余种，开展了海外中医古籍目录调研和孤本回归工作。2010 年，国家财政部、国家中医药管理局安排国家公共卫生专项资金，设立了"中医药古籍保护与利用能力建设项目"，这是继 1982～1986 年第一批、第二批重要中医药古籍整理之后的又一次大规模古籍整理工程，重点整理新中国成立后未曾出版的重要古籍，目标是形成并普及规范的通行本、传世本。

为保证项目的顺利实施，项目组特别成立了专家组，承担咨询和技术指导，以及古籍出版之前的审定工作。专家组中的许多成员虽逾古稀之年，但老骥伏枥，孜孜不倦，不仅对项目进行宏观指导和质量把关，更重要的是通过古籍整理，以老带新，言传身教，培养一批中医药古籍整理研究的后备人才，促进了中医药古籍保护和研究机构建设，全面提升了我国中医药古籍保护与利用能力。

作为项目组顾问之一，我深感中医药古籍保护、抢救与整理工作的重要性和紧迫性，也深知传承中医药古籍整理经验任重而道远。令人欣慰的是，在项目实施过程中，我看到了老中青三代的紧密衔接，看到了大家的坚持和努力，看到了年轻一代的成长。相信中医药古籍整理工作的将来会越来越好，中医药学的发展会越来越好。

欣喜之余，以是为序。

中国中医科学院研究员

马继兴

二〇一四年十二月

校注说明

《新刻幼科百效全书》为明代医家龚居中所撰。龚居中，字应圆，号如虚子，又号寿世主人，豫章（今江西金溪县）人，生卒年月不详。明代晚期太医院医官，毕生习医，勤奋好学，精通医理，生平著述甚多，现存代表作有《痰火点雪》（又名《红炉点雪》）四卷、《福寿丹书》六卷、《外科百效全书》六卷、《新刻幼科百效全书》三卷、《女科百效全书》四卷、《外科活人定本》四卷和《小儿痘疹医镜》二卷等。其中《新刻幼科百效全书》三卷，又名《保幼全书》，为儿科论著，内容丰富，旁征博引，切合临床，集中反映了龚居中的学术思想和诊疗经验，具有较高的学术价值。

根据《中国中医古籍总目》记载，《新刻幼科百效全书》为明崇祯十七年甲申（1644）福建省建阳刘大易乔山堂所刻，无不同版本流传下来。此次整理以上海图书馆收藏的影印本为底本进行本校；由于本书与元《小儿按摩经》和明《针灸大成》存在一定的学术渊源，故选此二本书作为参校本进行他校。

现将有关校注原则说明如下：

1. 本次整理对原书内容不删节、不改编，尽力保持原书面貌。原书为繁体竖排，现改成简体横排，进行现代标点。原书表示上下文的"右""左",径改为"上""下",不另出注。

2. 凡底本无误,校本有误者,保留底本原貌,不出校记。凡底本与校本互异,义均可通,或疑底本有误者,保留底本原貌,出校记说明。凡底本中明显的错讹、脱漏、衍文、倒文或底本文义劣于校本者,据校本改、补、删、移,并出校记说明。

3. 底本中一般笔画之误,如"己""已"不分等,予以径改,不出注。底本中的异体字、古今字径改为现代简化字,不出注。

4. 底本中字词疑难或生疏者,予以简注。底本中的重文符改为原字。

5. 原稿中漫漶不清、脱漏之文字,以虚阙号"□"补入,不另加注。

6. 本书所据底本属明代坊刻医书,药名、穴位名等用字极不规范。此次整理的处理原则是:属于俗写名者(如药物"防风"写为"防丰")径改为正名。药物异名予以保留,首见处出注。底本中药名后的剂量,采用楷体小号字。

7. 原书中的双行小字,统一改为单行,字号较正文小一号。

8. 本书上中下三卷的书口,均标有"保幼全书",卷首标明某某辑著、某某校刊等字样,今统一删除。

9. 原书中的插图，模糊不清，在保持原貌的基础上，照底本原图临摹，使之更为清晰。

10. 原书目录与正文有出入，现目录依据正文实际内容调整和补录。

目　录

目
录
——
三

卷之上　新刻幼科急救推拿奇法①

保幼心传说

　　夫人禀天地阴阳之气以生，若阴阳顺行则精爽，若阴阳逆行则病生。盖由天地冷热不和，阴阳失序，以致小儿乍寒乍热，颠倒昏沉，作吵②昼夜啼哭。父母有偏僻之见，疑于鬼神。幸得师传秘诀，人之手足于身，亦如树之枝叶，根本相同，其发生衰旺荣枯，俱是阴阳节度而无差殊。却说男子推上三关为热，退下六腑为凉。任是昏迷霍乱，口眼歪斜，手足抽掣筋跳，一应诸般杂症，莫不有口诀存焉。先须推察明白，然后用法施之，治病无不效矣。

手指五脏六腑歌③

　　心经有热作痴④迷，天河推过作洪池。肝经有病人多

---

　　① 原书卷端作"新刻幼科急救推拿奇法卷之上"，今改为"卷之上 新刻幼科急救推拿奇法"。下同。
　　② 吵：原作"炒"，据文义改。
　　③ 手指五脏六腑歌：节选自《小儿按摩经·手法歌》。
　　④ 痴：《小儿按摩经》和《针灸大成·卷十》的"手法歌"作"痰"。

痹①，推动脾土病能除。脾上②有病食不进，推动脾土效必应。肺经受风咳嗽多，手把肺经久按摩。肾经有病小便塞③，推动肾水即救得。大肠有病泄泻多，好把太阳额角久按摩。小肠有病早④来攻，横门板门推可通。命门有病元气亏，脾土太阳八卦为⑤。三焦生病多寒热，天河六腑神仙诀⑥。膀胱有病作淋疴，肾水八卦运天河。胆经有病口作苦，只从妙法推脾土。胃经有病寒气攻，凉土肺经除去风⑦。

断死生惊诀法⑧

囟门八字甚非常，筋⑨透三关命必亡。初关乍入亦进退，次节相亲亦可防⑩。筋赤定是因膈食，筋青端的水火

---

① 痹：《小儿按摩经》和《针灸大成·卷十》的"手法歌"作"闷"。
② 上：《小儿按摩经》和《针灸大成·卷十》的"手法歌"作"经"。
③ 塞：《小儿按摩经》和《针灸大成·卷十》的"手法歌"作"涩"。
④ 早：《小儿按摩经》和《针灸大成·卷十》的"手法歌"作"气"。
⑤ 脾土太阳八卦为：《小儿按摩经》和《针灸大成·卷十》的"手法歌"作"脾土大肠八卦推"。
⑥ 天河六腑神仙诀：《小儿按摩经》和《针灸大成·卷十》的"手法歌"作"天河过水莫蹉跎"。
⑦ 胃经……肺经除去风：《小儿按摩经》和《针灸大成·卷十》的"手法歌"作"胃经有病呕逆多，脾土肺经推即和"。
⑧ 断死生惊诀法：节选自《小儿按摩经》和《针灸大成·卷十》的"认筋法歌"。
⑨ 筋：原作"惊"，据《小儿按摩经》和《针灸大成·卷十》的"认筋法歌"改。
⑩ 次节相亲亦可防：《小儿按摩经》和《针灸大成·卷十》的"认筋法歌"作"次部相侵亦何妨"。

伤①。筋运②大指阴症候，筋若生花定不详。筋带悬针③主吐泻，筋纹关外命难当。四肢软瘫腹膨胀④，吐乳皆因乳食伤。鱼口鸦声⑤并气急，犬吠人赫自惊张。诸风惊症宜推早，如若推迟命必亡。二仙留下神仙诀，后学能精第一方。

五指筋图

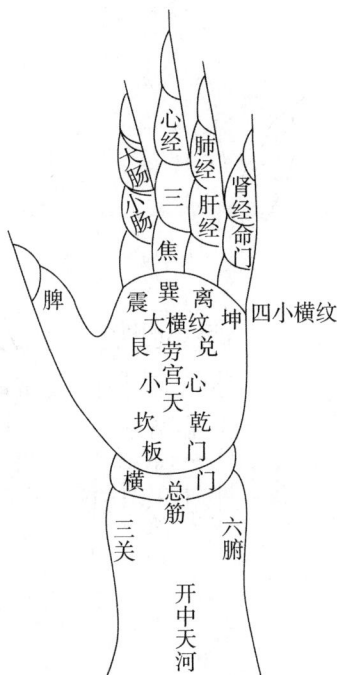

---

① 筋青端的水火伤：《小儿按摩经》和《针灸大成·卷十》的"认筋法歌"作"筋青端被水风伤"。

② 运：《小儿按摩经》和《针灸大成·卷十》的"认筋法歌"作"连"。

③ 悬针：如针之倒悬，此处指筋呈悬针状。

④ 四肢软瘫腹膨胀：《小儿按摩经》和《针灸大成·卷十》的"认筋法歌"作"四肢痰染腹膨胀"。

⑤ 鱼口鸦声：喻撮口，声哑，属幼儿危重症候。

手六筋图

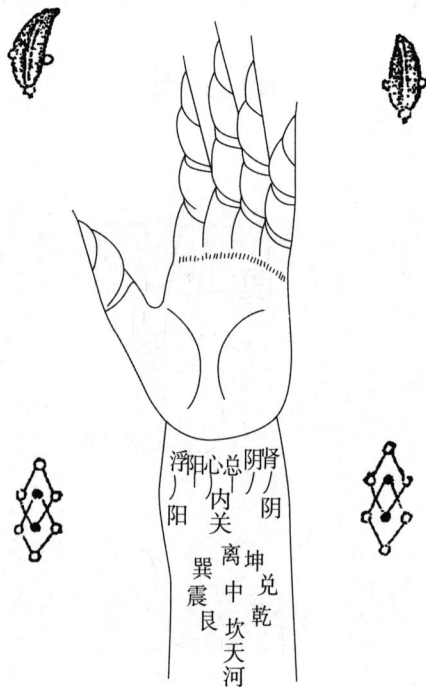

肾 阴

净 心 总
阳 内 关

坤 兑 乾

离 中 坎 天河

巽 震 艮

手背面图①

（手背面穴位图）

止泻穴
外三
指
五
脾
虎口
节
后溪
二扇门
一扇门
二人上马
外劳宫
合谷
一窝风
威灵
精宁
阴池
外间使

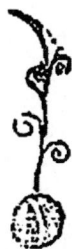

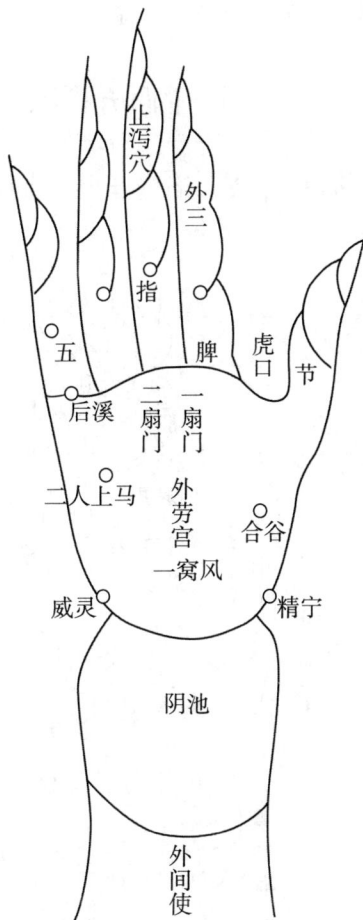

　　掐五指节能苏醒，一掐二扇门，发五脏六腑之汗。揉外劳宫，发五脏六腑之热。掐阴池②止头疼，温和亦发汗

---

　　①　手背面图：见《小儿按摩经·阴掌图各穴手法仙诀》。
　　②　阴池：《小儿按摩经》和《针灸大成·卷十》的"阴掌图各穴手法仙诀"作"阳池"。

热。掐一窝风止肚疼，属火，亦发汗去风。掐精宁穴，除气急吼病。掐威灵穴，治小儿临危，惊风猝死，急气喘。掐外关侠[①]，治转经吐泻和温。

手面五指图

手指，掐筋之余，掐内止吐，掐外止泻。

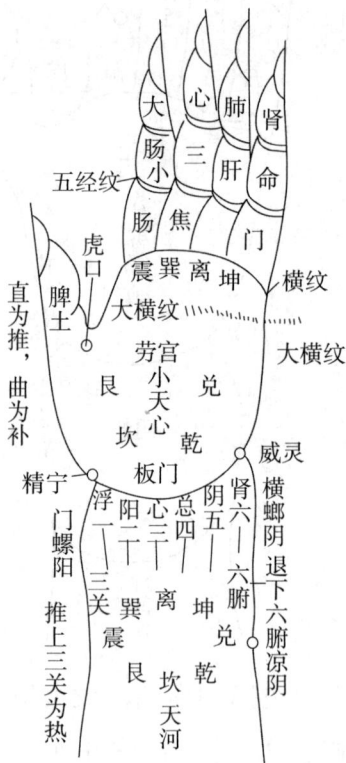

---

① 侠：《小儿按摩经》和《针灸大成·卷十》的"阴掌图各穴手法仙诀"作"使"，指"间使穴"。

左手图①

大肠
小肠

心火
三焦

肺金
肝木

肾水
命门

脾土
赤食热
青食寒

诸经脉俱隐不见
是伏于掌心，当以
灯火照之则可辨症
候，宜发汗表出

掌中五色
属五脏腑

板　门

亦有堂心关上下
有筋者，无定形
定色，临推验者
治

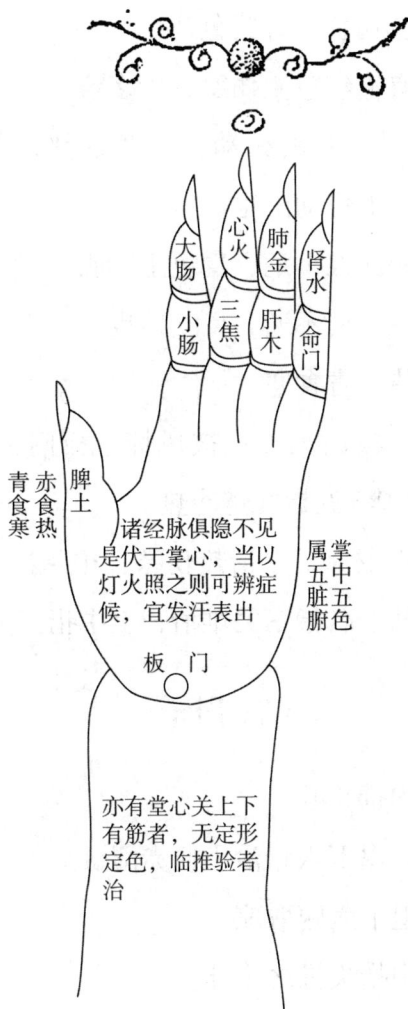

①　左手图：原脱，据原书目录补。

肾：肾经筋见小便涩，赤轻青重。

命门：赤红元气虚，青黑色主惊。

肺：肺经筋见多嗽，主痰热。

肝：赤红色伤食，青紫色痞块

心：心经有赤红色主伤寒，青多痘。

三焦：青红，上焦火动，一寒一热；紫色，中焦火动，发热；黄，下焦动阴也。

大肠：大肠赤红泻痢，青色主膨胀。

小肠：赤主小便不通，青气结也。

脾：赤食热，青食寒。

如被水惊，板门大冷；被风惊，板门大热；被惊吓，又热又挑①，先撦②五指要辨冷热。

五指指头冷主惊，中指热伤寒，中指冷主麻痘疹。又有青白筋，紫筋上名指三关难治，上中指三关易治。

右手图③

中指一节内推止吐。

三掐小横，退下六腑治小便赤涩。

一掐肾，退下六腑取凉。

横门刮至中指尖推之主吐。

---

① 挑：据前后文义，应指小儿受惊吓后，烦躁不安。

② 撦（chě）：同"扯"。

③ 右手图：原脱，据原书目录补。

一掐脾，曲指左转为补，直指推之为泄，治虚弱食不进。

板门推上横门吐法，横门推上板门泻法，还上止。

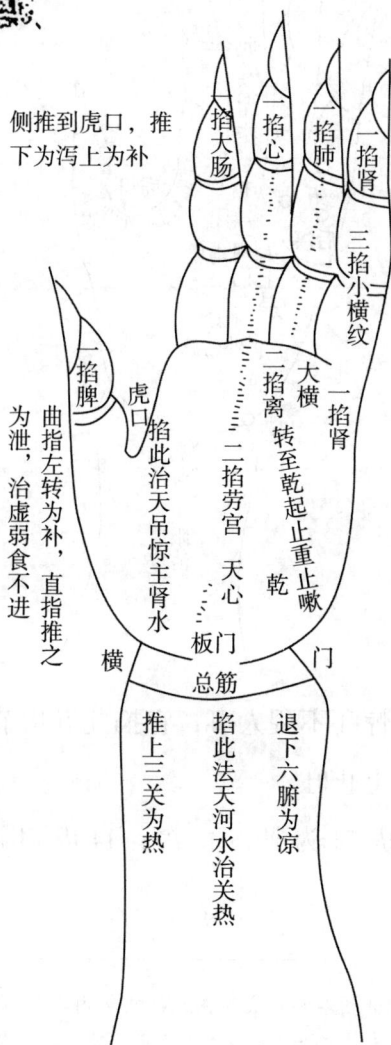

侧推到虎口，推下为泻上为补

一掐大肠
一掐心
一掐肺
一掐肾
三掐小横纹

一掐脾
虎口
曲指左转为补，直指推之为泄，治虚弱食不进

掐此治天吊惊主肾水

大横
二掐离　转至乾起止重止嗽
一掐肾
二掐劳宫　　乾
天心
板门
总筋

横　　门

推上三关为热
掐此法天河水治关热
退下六腑为凉

佚名图[①]

此处掐止泻〇指

五溪
后溪

一扇门
二扇门
二人上马

虎口

节

外劳宫

精宁

威灵

一窝风

阳池

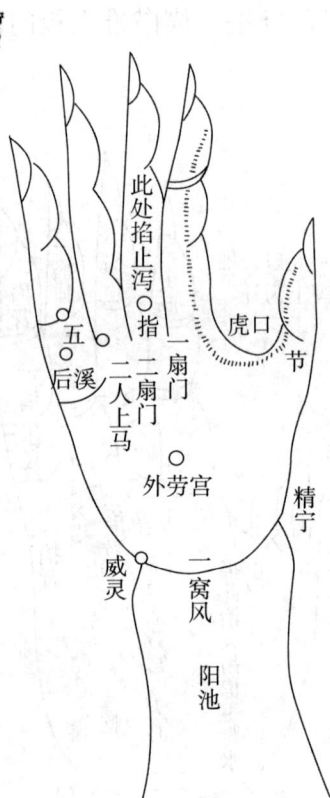

五指节，治被惊吓不醒人事，宜掐此五指节。

提四节吐，还上止吐。

自大肠推上虎口为补，止泻；自虎口退至大肠，主泻。

---

① 佚名图：目录无此图名，正文存图，据文字内容似《针灸大成·卷十》"阴掌图各穴手法仙诀"。《小儿推拿秘诀》"二扇门，二人上马图说"有此类图。

手背刮至中指头为泻。

一掐外劳宫，治粪白不变、五谷不消、胀肚泄泻。

后溪，推上为清，下为补；小便秘涩宜清，肾经虚弱宜补。

二人上马治小便赤涩、清肾水。

一扇门二扇门，治惊又治热不退，汗不来，可出汗。

一掐威灵治气急症惊风，一搐一死，又截疟。

一掐精宁之治痰涌气促，此穴掐可退。

一窝风，治肚疼，慢惊。

阳池，掐此治风痰头痛。

斗肘之图

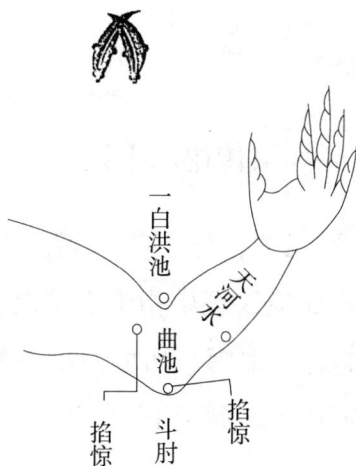

脚穴之图

男左手右脚
女右手左脚

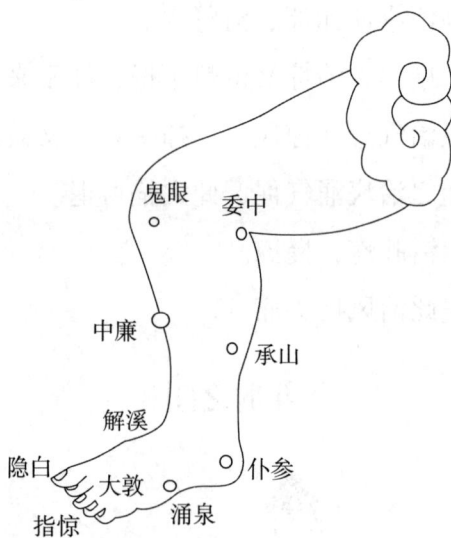

鬼眼　委中

中廉　承山

解溪

隐白　大敦　仆参

指惊　涌泉

家传秘法手诀

女子以内下为三关，外上为六腑。男子以外上为三关，内下为六腑。如横纹至中指尖上掐之，主吐。如手背刮①至中指头上掐之，主泻。如板门推下横纹为吐法，如横纹推上板门为泻法。如要饭泻之，肘手板门对掐之即泻。

推法妙诀歌①

三关出汗行经络，发汗行气是为先，大肠侧推到虎口②，止泻止痢断根源。

脾土曲补直为清③，饮食不进此为魁，疟痢羸瘦并水泻，心胸痞满也能开④。

掐肺⑤一节与离经，推离往乾中要轻，冒风咳嗽并吐逆，此经推效抵千金。肾水一纹是后溪，推下为补上为清，小便闭塞清之妙，肾□□便补为奇⑥。六筋专治脏腑⑦热，遍身潮热大便结，人事昏沉总可推，去病浑如汤泼雪。

总筋天河水除热，口中热气并拉舌⑧，心经积热火眼攻，推之即好真秘诀。

---

① 推法妙诀歌：节选自《小儿按摩经》和《针灸大成·卷十》的"三关·要诀"。

② 大肠侧推到虎口：《小儿按摩经》和《针灸大成·卷十》的"三关·要诀"均作"倒推大肠到虎口"。

③ 清：《小儿按摩经》和《针灸大成·卷十》的"三关·要诀"均作"推"。

④ 开：《小儿按摩经》和《针灸大成·卷十》的"三关·要诀"均作"祛"。

⑤ 肺：原"脉"，据《小儿按摩经》和《针灸大成·卷十》的"三关·要诀"改。

⑥ 肾□□便补为奇：《小儿按摩经》和《针灸大成·卷十》的"三关·要诀"均作"肾虚便补为经奇"。

⑦ 脏腑：《小儿按摩经》和《针灸大成·卷十》的"三关·要诀"均作"脾肺"。

⑧ 拉舌：是婴儿无意识动作或有节律性地吐弄舌头。

四横纹①和上下气，吼气肚痛皆可止，五经能通脏腑热，八卦开胸化痰逆②。胸膈痞满最为先，不是知音莫与接，阴阳能除寒与热，二便不通并水泄。

人事昏沉痫疾攻，救人要诀须当竭，天门虎口揉斗肘，顺气生血方是妙。

一掐五指爪节时，有风被吓要须知，小天心能生肾水，肾水虚少须用意。

板门专治气促攻，扇门发热汗宜通③，一窝风能治肚痛，阳池专一治头疼。

二人上马④清补肾，威灵卒死可回生，精宁穴能医吼气，小肠诸气⑤快如风。

手法治病歌⑥

水里捞明月最凉，清心止热最为强。飞经走气能行气，赤凤摇头助气良。

---

① 四横纹：位于掌面食、中、无名、小指第一指间关节横纹处，见"手面五指"图。

② 五经能通脏腑热八卦开胸化痰逆：《小儿按摩经》和《针灸大成·卷十》的"三关·要诀"均作"五经纹动脏腑气，八卦开胸化痰最"。

③ 宜通：《小儿按摩经》和《针灸大成·卷十》的"三关·要诀"均作"宣通"。

④ 二人上马：又名上马，位于手背第四、第五掌指关节后凹陷中。

⑤ 诸气：《小儿按摩经》和《针灸大成·卷十》的"三关·要诀"均作"诸病"。

⑥ 手法治病歌：节选自《小儿按摩经》和《针灸大成·卷十》的"手法治病诀"。

黄蜂出洞最为热，阴症白痢并水泄。发汗不出后用之，顿教孔窍皆通泄。

按弦走搓摩，动气化痰多。二龙戏珠法，半表里用他①。

凤凰单展翅，虚浮热能除。猿猴摘果势，化痰能动气。传尔济苍生，此法君须记。

推拿手诀

三关　做法，先掐心经，点劳宫。男推上三关，退寒加暖，属热。女反此，退下为热也。

六腑　做法，先掐心经，点劳宫。男退下六②腑，退热加凉，属凉。女反此，推上为凉也。

黄蜂出洞大热　凡做此法，先掐心经，次掐劳宫，先开三关，后以左右二大指从阴阳处起，一撮一上，至关中离坎上掐穴，发汗用之。

水里捞月大寒　做法，先清天河水，后五指皆跪，中指向前跪，四指随后，右运劳宫，以凉呵之③，退热可用。若先取天河水至劳宫，左运呵暖气，主发汗，亦

---

①　半表里用他：《小儿按摩经》和《针灸大成·卷十》的"手法治病诀"均作"温和可用他"。

②　下六：据《小儿按摩经》和《针灸大成·卷十》的"三关·手诀"补。

③　以凉呵之：《小儿按摩经》和《针灸大成·卷十》的"三关·手诀"均作"以凉气呵之"。

属热。

凤单展翅_{温热}　凡做此法，用右手大指掐总筋，四指翻在大指下，大指又起又翻，如此做至关中，五指取穴掐之。

打马过河_{温凉}　凡做此法，右运劳宫毕，曲指向上，弹内关出①、间使②天河边③，生凉退热用之。

飞经走气_{行气}　凡做此法，先运五经，后五指开张一滚，做关中用手打拍，乃气行也④，治气可用。

又以一手推心经，至横纹住，以一手揉气关，通窍也。

按弦搓摩_{化痰}　凡做此法，先运八卦，后用指搓病人手，关上一搓，关中一搓，关下一搓，拿病人手，轻轻慢慢而摇，化痰可用。

天门入虎口_{顺气}　凡做此法，用右手大指掐儿虎口，中指掐住天门，食指掐住总位，以左手五指聚⑤住，揉斗肘，轻轻慢慢而摇，生气顺气也。又法①，自乾宫经坎②艮入③虎口按之，清脾。

猿猴摘果消导　凡做此法，以两手摄儿螺蛳④上皮，摘之，消食可用。

赤凤摇头助脾和血气　凡做此法，以两手捉儿头而摇之，其住⑤在耳前少上，治惊也。

二龙戏珠温和　此法，以两手摄儿两耳轮戏之，治惊眼吊，向左吊则右重，右吊则左重。如初受惊，眼不吊，两边轻重如一，如眼上则下重，下则上重。

丹凤摇尾　做此法，以一手掐劳宫，以一手掐心经，摇之，治惊。

又法，以一手掐威灵、精宁穴，以一手掐三经，摇之，治阴。

黄蜂入洞　做法，曲儿小指，揉儿劳宫，去风寒⑥也。

---

①　又法：原作"又住"，据《小儿按摩经》和《针灸大成·卷十》的"三关·手诀"改。

②　经坎：原脱，据《小儿按摩经》和《针灸大成·卷十》的"三关·手诀"补。

③　入：原脱，据《小儿按摩经》和《针灸大成·卷十》的"三关·手诀"补。

④　螺蛳：即螺蛳骨，屈肘，掌心对胸，当掌骨小头桡侧缘骨缝中。

⑤　住：《小儿按摩经》和《针灸大成·卷十》的"三关·手诀"均作"处"。

⑥　风寒：原作"寒风"，据《小儿按摩经》和《针灸大成·卷十》的"三关·手诀"乙正。

凤凰鼓翅 做法，掐精灵二穴①，前后摇摆之，治黄肿也。

孤雁游飞 凡做法，以大指自脾土外边推去，经三关、六腑、天门、劳宫边，还主②脾土，亦治黄肿也。

老汉扳缯 做法，以一指掐大指根骨，一手掐脾经摇之，治痞块也。

斗肘走气 以一手托儿斗肘运转，男左女右，一手捉儿③手摇动，亦治痞。

掐手指背穴法

一掐威灵穴，专治小儿急症惊风，一搽一死。此症有声可治，无声不治。

二掐二扇门，专治小儿热不退，汗不来。用心掐此，汗必如雨，不宜太多，就止。

三掐精宁穴，能治小儿气促痰涌气急，如此掐即散。

四掐二人上马穴，能治小儿小便赤涩，清补肾水有准。

五掐外劳宫，专治小儿粪白不变，五谷不消，肚腹泄泻。

---

① 精灵二穴：此指精宁、威灵二穴。

② 主：《小儿按摩经》和《针灸大成·卷十》的"三关·手诀"均作"止"。

③ 儿：原脱，据《小儿按摩经》和《针灸大成·卷十》的"三关·手诀"补。

六掐阳池穴，专治小儿风痰之症，表散，久揉有效。

七掐一窝风，专治小儿久病，或慢惊等症皆除。

八掐五指背一节，专治小儿被惊被吓，掐此穴能苏人事。

九掐龟尾并揉脐，治小儿水泻、乌沙①、膨胀、脐风、月家②、盘肠③等惊。揉脐法，以斗肘揉毕，又以左大指按儿脐下丹田，以右大指周围搓摩之，一往一来。

十掐斗肘下筋、曲池上总筋，治急惊。

掐手面穴法④

一掐心经，二掐劳宫，三推上三关为热，乃谨用之法。先开三关，后做黄蜂出洞入洞，发汗有准，诸疾离身，人事安稳。

一掐肺经，二掐离宫。离上起，乾上止，中间轻，两头重，善治肺家之咳嗽，有热尽除。

一掐大肠经，侧推到虎口，推上为补，治小儿泄泻，退下主泻。

一掐肾经，二掐小横纹，退六腑，治小便赤涩。

---

① 乌沙：惊风之一，发则通身乌黑。

② 月家：月家惊。指小儿落地，眼红口撮头偏，左右手掏拳，哭声不出，是胎中热毒或月内受风，痰涌心口。

③ 盘肠：盘肠惊。指气吼肚胀，饮食不进，人体瘦弱，肚起青筋，眼黄，大小便少。

④ 掐手面穴法：节选自《小儿按摩经》和《针灸大成·卷十》的"阳掌图各穴手法仙诀"。

一掐脾土，曲指左转为补，直指推之为泻，治虚弱、乳食少进。

一掐肾水下节，二掐肾下大横纹，退六腑为末，退潮热甚效。

一掐总筋，清天河水，退热甚效。

一分阴阳，曲儿拳于手背上，四指节从中往两下分之，分利气血，专治肚腹膨胀泄泻，脏腑虚弱，或大小便不通。

一运八卦，以大指运之，男左女右，能治胸膈之痰结聚。

一运五经，以大指往来搓五经纹，能动脏腑之气不和。

一推四横，以大指往来推四横纹，能和上下不足之气，或气急、气喘、肚腹疼痛之症。

一运小天心，能治小儿天吊惊、口眼歪斜，又能生肾水。如疟疾，少用此法。

一运水入土，做法以一手从肾经推去，兑、乾、坎、艮，至脾土按之，能治脾土虚弱，肾水赤涩。如肾水频数，即运土入水，照前法反回是也。此法甚妙，十有九生。

一推板门，能治气促、气攻之症，甚是有效。

手六筋①从大指边向里数也

第一赤筋，乃浮阳属火，以应心与小肠。主霍乱，外

---

① 手六筋：节选自《小儿按摩经》和《针灸大成·卷十》的"六筋"。

通舌。反则燥热，却向乾位掐之，则阳自然即散也。又于①横门下本筋掐之，下五筋仿此。

第二青筋，乃纯②阳属木，以应肝与胆。主温和，外通两目。反则赤涩多泪，却向坎位掐之，则两目自然明矣。

第三总筋，位居中属土，总五行，以应脾与胃。主温暖，外通四肢板门，反则主肠鸣霍乱、吐泻、痢症，却在中界掐之，则四肢舒畅也。

第四赤淡黄筋，居中分界，火土兼备，以应三焦。主半寒半热，外通四大板门，周流一身。反则主壅塞之症，却向中宫掐之，则元气流通，除其壅塞之患矣。

第五白筋，乃浊阴属金，以应肺与大肠。主微凉，外通两鼻孔。反则胸膈胀满，脑昏生痰，却在界后掐之妙也。

第六黑筋，乃重浊纯阴，以应肾与膀胱。主冷气，外通两耳。反则主尪赢昏沉，却在坎位掐之，妙甚矣。

手五经

肾经　如内热外寒，掐此即好。

阳经　如作冷，掐此即出汗好。

---

① 于：原作"舌"，据《小儿按摩经》和《针灸大成·卷十》的"六筋"改。

② 纯：原阙，据《小儿按摩经》和《针灸大成·卷十》的"六筋"补。

心经 如作寒，掐此转热。

阴经 如作热，掐此转凉。

总筋经 诸惊在此处总掐之，即效。

掐足诀①男左手右足，女右手左足

大敦穴 治鹰爪惊，本穴掐之就揉。

解溪穴 治内吊惊，往后仰，本穴掐之就揉。或一名鞋带穴。

中廉穴 治惊来急，掐之就揉。

涌泉穴 治吐泻，本穴掐，左转揉之，吐即止，右转揉之，泻即止。左转不揉吐，右转不揉泻。男依此，女反之。

仆②参穴 治脚掣跳，口咬，本穴就揉，左转补吐，右转补泻。又惊又泻又吐，掐此穴及脚中指有效。

承山穴 治气吼，本穴掐之又揉。

委中穴 小儿望前扑，掐此。

推脏腑之法

退心经热病 以天河水为主。退六腑，推脾土，推肺经，运八卦离兑，重分阴阳，挠小天心，二人上马，掐五

---

① 掐足诀：原书目录无。据内容补。节选自《小儿按摩经》和《针灸大成·卷十·六筋》的"掐足诀"。

② 仆：原作"扑"，据《针灸大成·卷十·六筋·掐足诀》改。

指节，水底捞月，打马过天河，天门入虎口，揉斗肘。

退肝经之病　以脾土为主。运八卦艮一重，推大肠心经，清天河，飞经走气，凤单展翅，按弦搓摩。

退脾经之病　以脾土为主。推三关，运八卦艮一重，推肺位，分阴阳，推四横纹，运八卦，天门入虎口。

退肺经之咳嗽　以肺经为主。推肾水，分阴阳，凤展翅，二龙戏珠，天门入虎口，揉斗肘。

退肾经之病　以肾水为主。推上三关，退六腑，推脾，二人上马①，运八卦兑重，运土入水，打马过河，猿猴摘果，赤凤摇头。

退大肠之病　以大肠为主。推脾土，揉脐及龟尾，运八卦艮、离、乾，运土入水，推肺经，推外关侠，按弦摩。

退小肠之病　以横纹、板门为主。揉精灵穴，推二关，运八卦，按弦摩。

退命门之病　以脾土为主。推三关，分阴阳，推肺，运土入水，天门入虎口，飞经走气。

退三焦之病　以天河六腑为主。揉小天心，推脾土，运八卦，运五经，掐五指，按弦摩。

退膀胱之病　以肾水、八卦、天河为主。揉小天心，二人上马，清心经，水底捞月。

---

① 马：原脱，据文义补。

退胆经之病 以脾为主。推三关，分阴阳，二龙戏珠，双龙摆尾，按弦摩。

度诸惊之法①

——口中拉舌，四肢冷，口含母乳，一喷一口清烟②，肚上起青筋，气急，即**蛇丝惊**。乃心中有热。推三关五十，运天河水二百，退六腑一百，分阴阳一百，运八卦一百，运水入土五十，运二经、水底捞月五十，用灯火胸前六燋，小便头上隔衣轻轻掐之，将蛇蜕四足缠之，即好。

——头向上，四肢舞，即**马蹄惊**。因风被吓。推三关一百，推肺经一百③，运八卦五十，推脾土一百，运五经七十，推天河一百，水底捞月、飞经④走气二十，天心穴掐之，再心经总经掐之，急用灯火手足肩膊上一燋，喉下三燋，脐下一燋，便使气不进不退，浮经⑤掐之。

——肚响，遍身软，唇白眼翻，即**水泻惊**。乃脏腑有寒，乳食所伤。男左女右，转推三关三百，分阴阳二百，推

---

① 度诸惊之法：节选自《小儿按摩经》和《针灸大成·卷十》的"治小儿诸惊推揉等法"。

② 一喷一口清烟：《小儿按摩经》和《针灸大成·卷十》的"治小儿诸惊推揉等法"均作："一喷一道青烟"。

③ 肺经一百：原脱，据《小儿按摩经》和《针灸大成·卷十》的"治小儿诸惊推揉等法"补。

④ 飞经：原脱，据《小儿按摩经》和《针灸大成·卷十》的"治小儿诸惊推揉等法"补。

⑤ 经：《针灸大成·卷十》"治小儿诸惊推揉等法"作"筋"。

脾土二百，推大肠二百，推二扇门二十，黄蜂入洞一十，将掌心揉脐及龟尾五十，后将灯火断①之，颊车各一燋，更推眉心、心演、手总筋、脚上，照格断火便安。

——遍身热，气吼喘，口渴，手足常掣，眼红，即**热潮惊**②。伤风感寒之症。推三关二十，推肺经二百，推脾土一百，运八卦、分阴阳一百，二扇门二十，要汗，清心经二百，汗后再加退六腑二百，水底捞月五十。

——口唇黑，四肢掣，青筋过脸，肚腹膨胀，即**乌沙惊**。此因好吃冷物，五脏有寒。推三关二百，推脾土二百，运八卦一百，推四横纹五十，分阴阳三十，二扇三十，黄蜂出洞二十，将手心揉脐五十，用灯火青筋缝上七燋，背后亦断，青纹头上各一燋。又将黄土一块，碗研烂为末，浓醋一钟，铫内炒过，将手袱包在头，往下推引入脚，用针刺破为妙，用灯心火四心断之。

——大叫一声即死，眼闭，一掣一跳，即**乌鸦惊**。乃被吓，心经有热。推三关三十，清天河水一百，清肾水五十，运八卦一百，天门入虎③口五十，揉肚脐五十，用老鸦蒜晒干，车前共为末，酒水调，在儿④心窝贴之，用灯火

---

① 断：《针灸大成·卷十》"治小儿诸惊推揉等法"作"煅"。

② 热潮惊：《小儿按摩经》和《针灸大成·卷十》的"治小儿诸揉等法"均作"潮热惊"。

③ 入虎：原脱，据《小儿按摩经》和《针灸大成·卷十》的"治小儿诸惊推揉等法"补。

④ 在儿：原脱，据《小儿按摩经》和《针灸大成·卷十》的"治小儿诸惊推揉等法"补。

于囟门、口角上下、肩膊、掌心、脚跟、眉心、心演、鼻梁各一燋，或脚来，或手来，用散麻缠之。若惺气急，背总筋一燋，即百劳穴掐之亦好。吐乳，掐手足心妙。

——口吐白沫，四肢摆摇，眼翻白，即是**鲫鱼惊**。因寒被吓，肺经有病。推三关一百，推肺经二百，推脾土一百，推天河水五十，运五经五十，按弦搓摩五十，掐五指节三次，囟门灯火四燋，口角上下各一燋，心演、脐下各一燋，用鲫鱼烧灰为末，或汤或酒调下，周半岁以上，用捞鱼网，温水洗鱼涎吞之，五七日便好。

——气吼肚胀，青筋裹肚，眼翻白，即**膨胀惊**①。皆因乳食所伤，五脏有寒。推三关一百，推脾土二百，推肺经五十，运八卦五十，分阴阳五十，将手揉脐五十，按弦走搓摩、精宁穴二十，用灯火青筋弯上四燋。若泻，龟尾骨上一燋。若吐，心窝上下四燋。脚软，鬼眼穴一燋。手软，倒蹭后手拐节弯上一燋。头软，天心一燋，脐上下一燋。不开口，心口一燃，一指住下。

——夜啼哭，四肢掣跳，哭声不止，即**夜啼惊**。乃被吓，心经有热。推三关二十，清天河水二百，退六腑一百，分阴阳五十②，清肾水五十，水底捞月五十。

——至晚昏沉，人事不知，口眼歪斜，手足跳掣，即

---

① 膨胀惊：《小儿按摩经》和《针灸大成·卷十》的"治小儿诸惊推揉等法"均作"肚胀惊"。

② 五十：原脱，据《小儿按摩经》和《针灸大成·卷十》的"治小儿诸惊推揉等法"补。

宿沙惊。乃是寒热不均。推三关五十，退六腑五十，补脾土五十，运八卦五十，掐五①指节十下，分阴阳五十，按弦搓摩二十。

——手捏拳，四肢掣跳，口歪眼偏，一惊就死，即**急惊风**。乃被吓感风之症。推三关二十，推脾土二十，推肺经五十，运八②卦五十，推四横纹五十，运五经二十，猿猴摘果二十，掐五指节三次，后用灯火断鼻梁、眉心、心演、总筋、足鞋带，以生姜热油擦之，或在臁上③，阴阳掐之。

——咬牙嘴眼闭，四肢掣跳，人事不省，即**慢惊风**。乃脾胃久虚，被吓多次，非是一日之病。推三关一百，补推脾土二百，掐五指节二十，运八卦二百，天门入虎口二百，揉斗肘二百，赤凤摇头二十，运五经二十，此惊难救，掐住眉心、两太阳、心演，用潮粉热油推之，用灯火手心、足心各四燋，心窝上下三燋妙。

——撮口吐沫，四肢掣动，捏拳，眼偏左右，即**脐风惊**。翻脐不乳者，用十两小鸡割开铺脐上，揉热即安，此症须看三朝一七，两眼角起黄丹，夜哭，口内喉演有白泡，针破出血即效。推三关一十，推肺经一十，将灯火脐上

---

① 掐五：原脱，据《小儿按摩经》和《针灸大成·卷十》的"治小儿诸惊推揉等法"补。

② 八：原脱，据《小儿按摩经》和《针灸大成·卷十》的"治小儿诸惊推揉等法"补。

③ 臁：《小儿按摩经》和《针灸大成·卷十》的"治小儿诸惊推揉等法"均作"腕"。

七燋，大指节各四燋，涌泉四燋，囟门四燋，喉下心平①
各一燋。

——四肢向后，头仰上，哭声不出，即**弯弓惊**。乃肺
经风痰之症。推三关一百，赤凤摇头二十，推肺经一百，推
四横纹二十，推脾土二百，补肾②水三百，运八卦一百，分阴
阳二十，将灯火脚膝上四燋，青筋缝上七燋，喉下三燋，
将内关穴中界掐之，内关穴，☐二寸口门。

——头向上，哭声嚷叫，眼翻不下，口歪，鼻流清
涕，即**天**③**吊惊**。乃肺经有热。推三关五十，推脾土一百，
推肺经二百，补肾④水五十，分阴阳一百，飞经走气十下，将
手青筋掐之，又总心筋掐之，或脐上下，用灯火提之。眼
翻望天，将两耳珠掐之，又总心穴往下掐抠之效。头后
仰，脚往后伸，手往后撑⑤，灯火囟门四燋，两眉二燋，
可用雨伞一把撑起，将鹅一只，吊在伞下，扎住嘴，取涎
水，与儿吃便好。

——哭声不止，遍身战动，脸青眼黄，口歪掣跳，即

---

① 心平：《小儿按摩经》和《针灸大成·卷十》的"治小儿诸惊推揉
等法"均作"心中"。

② 肾：原脱，据《小儿按摩经》和《针灸大成·卷十》的"治小儿诸
惊推揉等法"补。

③ 天：原作"尺"据《小儿按摩经》和《针灸大成·卷十》的"治小
儿诸惊推揉等法"改。

④ 肾：原脱，据《小儿按摩经》和《针灸大成·卷十》的"治小儿诸
惊推揉等法"补。

⑤ 撑：原作"称"，据《小儿按摩经》和《针灸大成·卷十》的"治
小儿诸惊推揉等法"改。

内吊惊。乃脾土有疾。推三关五十，推肺经一百，推脾土一百，运土入水一百，推肾水五十，分阴阳五十，按弦搓摩五十，再用竹沥与小儿吞下。可用黄蜡二钱，细茶二钱，飞盐二钱，擂为末，皂角末五分，酒醋各小半钟于锅内，将茶同化开蜡成饼，贴心窝内，一时去药。又云筋倒，用胶枣三枚，杏仁三十粒，银子磨水为饼，贴手足心即好。

——小儿落地，或软或硬，不开口，如哑子形，**即胎惊**。乃腹内胎毒致病。推三关三十，分阴阳一百，退六腑五十，补脾一百，飞经走气二十，运五经、天门入虎口、揉斗肘二十。如胎惊，肚上青筋，夜啼沉重潮轻，用灯火都断青筋缝上七燋，喉下三①燋，肚脐上下四燋，头上三燋，如不开口出声，四大爪甲上掐之。或软不醒，□□下提之，醒不开口，用母乳将小儿后心窝②揉之③即安。

——小儿落地，眼红撮口捏拳，头偏左右，哭不出声，即是**月家惊**。乃因母吃煎炒过多。推三关一百，推肺经一百④，运八卦五十，推四横纹五十，双龙摆尾五十，揉脐五十。若不效，青筋缝上七燋，背上二燋即效。再于脐上

---

① 三：原脱，据《小儿按摩经》和《针灸大成·卷十》的"治小儿诸惊推揉等法"补。

② 窝：原脱，据《小儿按摩经》和《针灸大成·卷十》的"治小儿诸惊推揉等法"补。

③ 之：原脱，据《小儿按摩经》和《针灸大成·卷十》的"治小儿诸惊推揉等法"补。

④ 一百：原脱，据《小儿按摩经》和《针灸大成·卷十》的"治小儿诸惊推揉等法"补。

四燋，青筋背上二燋，及百劳下穴二燋即好。又云月家惊，肚上青筋半月内发，肚胀气急，即于胸前七燋，脐上四燋，神效。

——气吼肚腹冷痛，乳食不进，人事软弱，肚起青筋，眼黄手软，即**盘肠惊**。乃六腑有寒。推三关五十，推脾土一百，推大肠一百，运土入水五十，推肺经一百，清肾水一百，揉脐，灯火断之妙。

——鼻流鲜血，口红眼白，四肢软弱，好吃冷物，即**锁心惊**。因火成痰。推三关二十，清心经二百，退六腑一百，分阴阳二百，清肾水二百，运八卦五十，水底捞月五十，飞经走气十下。

——两手乱抓，仰上，哭声叫嚎，身体寒热，即**鹰爪惊**。乃肺经有风，心经有热。推三关三十，清天河一百，补脾一百，清肾水一百，二龙戏珠十下，打马过天河一十，天门入虎口、揉斗肘五十。又手足二弯掐之，用灯火顶心一燋，两手心各一燋，两太阳、心演、眉心脚，俱用火断，足大敦穴掐之，潮粉拦脐一周①。

——四肢冷，肚响疼，眼翻白，吐乳食，是**呕逆惊**。因胃有寒，伤乳食之症②。推三关一百，推四横纹五十，双

---

① 周：原脱，据《小儿按摩经》和《针灸大成·卷十》的"治小儿诸惊推揉等法"补。

② 伤乳食之症：原作"伤乳食之口"，据文义改。

凤展翅五十。又心窝中、脘中各断①七燋。

　　——手足一掣一跳，眼翻白，咬牙，一掣一死，是**撒手惊**。皆因冷热不调，先寒后热。推三关一百，退六腑一百，推肺一百、补脾五十，运土入水五十，运八卦五十，赤凤摇头五十。又将两手相合，横纹侧掐之即醒。若不醒，大拇指头一节掐之；以上下气闭，人中穴掐之；鼻气不进不出，吼气寒热，承山穴掐之即醒。若泻，随症治之，或先掐承山穴、眉心，后用灯火断②总筋，手上、背上各二燋。

　　——两手担下，眼黄口黑，人事不知，掐不知痛，是**担手惊**。乃伤脾土惊吓之症。推三关一百，推脾土一百，推肺经一百，分阴阳一③百，黄蜂入洞一十，飞经走气十下，天门入虎口、揉斗肘三十。又灯火眉心四燋，心窝七燋，手曲池一燋，囟门四燋即安，或太阴太阳掐之亦妙。

　　——双眼看地，口歪，手捏拳，是**看地惊**。乃心惊④有热。推三关三十，推天河水二百，赤凤摇头一十，推脾土八下，推肺经十下，按弦搓摩八十，用灯火肚脐四燋，囟门四燋，喉下二燋，用皂角灰为末，入童便，火焙干，将囟

---

　　①　各断：原脱，据《小儿按摩经》和《针灸大成·卷十》的"治小儿诸惊推揉等法"补。

　　②　断：《小儿按摩经》和《针灸大成·卷十》的"治小儿诸惊推揉等法"作"煆"。

　　③　一：原脱，据《小儿按摩经》和《针灸大成·卷十》的"治小儿诸惊推揉等法"补。

　　④　惊：据文义，疑为"经"之误。

门贴之即醒。

——两手如丫①凳，名丫①**凳惊**。推三关一百，二扇门一十，分阴阳五十，运八卦五十，飞经走气一十。若子时起可救，用灯火曲池四燋，虎口□□四燋，不止不治。

——如坐地样②，即**坐地惊**。推三关一百，二扇门一十，揉委中一百，揉脐③一百，鞋带④一百，两膝、两关、龟⑤尾，各用灯火断之，再用桃皮⑥、生姜、飞盐、香油，散潮粉和擦即安。

——脚软向后乱舞，即**软脚惊**。揉脐，螺蛳骨侧缝上各一燋，周脐各四燋，喉下三燋。

——双手一撒便死，直手垂下，即**直手惊**。先推眉心，后用火断四燋，推三关五十，运曲池五十，揉一窝风一百，后用灯火断总筋⑦、手背上各四燋。

——昏沉不知人事，即**迷魂惊**。推三关一百，运八卦、

---

① 丫："丫"原作"了"，据《小儿按摩经》和《针灸大成·卷十》的"治小儿诸惊推揉等法"改。下同。

② 地样：原脱，据《小儿按摩经》和《针灸大成·卷十》的"治小儿诸惊推揉等法"补。

③ 脐：原脱，据《小儿按摩经》和《针灸大成·卷十》的"治小儿诸惊推揉等法"补。

④ 鞋带：原作"带鞋"，据《小儿按摩经》和《针灸大成·卷十》的"治小儿诸惊推揉等法"乙正。

⑤ 龟：原作"猪"，据《小儿按摩经》和《针灸大成·卷十》的"治小儿诸惊推揉等法"改。

⑥ 皮：原字不清，据《小儿按摩经》和《针灸大成·卷十》的"治小儿诸惊推揉等法"补。

⑦ 断总筋：原作"总筋断"，据文义乙正。

推肺经各一百，补脾土五百，清天河水一百，凤凰展翅一十，掐眉心、人中、颊车，后用火断心演、总筋、鞋带各七燋，即安。

——两手丫向前，**即两手惊**。将两手掐之，后用灯火断心演、总筋、囟门，即愈。

——哭声不止，手抱腹，身辗转，**即肚痛惊**。推三关一百，补脾土一百，二扇门一百，黄蜂入洞、推大肠各一百，揉脐、揉龟尾各一百，脐上下灯火断七燋。

除杂症之法①

——潮热症②，或口内生疮，五心烦热，将茱萸八钱③，灯心一束，和水捣烂，做成一饼，贴在男左女右脚心里，裹住，退药后④，推三关十下⑤。

——虚疟，推⑥三关二百，补脾土四百，运八卦三百，

---

① 除杂症之法：原作"杂症"，据目录补；此节选自《小儿按摩经》和《针灸大成·卷十》的"婴童杂症"，计11种有余。

② 症：《针灸大成·卷十》"婴童杂症"作"方"，义为是。

③ 八钱：《小儿按摩经》和《针灸大成·卷十》的"婴童杂症"均作"八分"。

④ 药后：原残脱，据《小儿按摩经》和《针灸大成·卷十》的"婴童杂症"补。

⑤ 十下：原残脱，据《小儿按摩经》和《针灸大成·卷十》的"婴童杂症"补。

⑥ 推：原残脱，据《小儿按摩经》和《针灸大成·卷十》的"婴童杂症"补。

推肾水、肺经、天河①水各三百。

——食疟，推三关、运八卦各一百，肺经四百，脾土三百，清天河水二百。

——痰疟，推三关二百，推肺经四百，运八卦、补脾土、清天河水各二百。

——邪疟，推三关三百，推肺经四百，运八卦二百，补脾土、清天河水各二百，推六腑三百。各方随证加减。五脏②四指，六腑一截二指。

——痢赤白相兼，寒热不调，感成此疾。用姜汁、车前草汁，略推三关，退六腑，清天河水，水底捞月，分阴阳。

——红痢，推三关一百，退六腑四百，分阴阳二十，推大肠二百，推脾土、揉脐及龟尾二百，男左女右。

——白痢，推三关一百，退肺经二百，分阴阳二百，补脾土一百，揉大肠一百，推脾土五十，揉脐五十，揉一窝风一十，揉威灵一十。若肚胀，推大肠三十。

——噤口痢，运八卦，开胸阴阳，揉脐为之，推三关一百，退六腑一百，清天河水四十，分阴阳二十，大肠一百，推脾土五十，水底捞月一十，双凤展翅。泻用蒜推，补用姜。

① 河：原残脱，据《小儿按摩经》和《针灸大成·卷十》的"婴童杂症"补。

② 脏：原作"截"，据《小儿按摩经》和《针灸大成·卷十》的"婴童杂症"改。

——治头疼，推三关一百，分阴阳一百，补脾土、揉大肠各一百，灯火断七燋，揉阴池一百。不止，掐阳池。

——治肚痛，推三关、分阴阳、推脾土各一百，揉脐五十。腹胀□推大肠。不止①，掐承②山穴。

——治热③泻不响④，退六腑二百⑤，分阴阳一百，水底捞月三十⑥，推脾土一⑦百，揉脐及龟尾各三百。

——治冷泻响，推三关二百，分阴阳一百，推脾土五十，黄蜂入洞、揉脐及龟尾各三百，后用灯火断之，天门入虎口，揉斗肘三十。

——治口内生走马疳，牙上有白泡，退六腑、分阴阳各一百，水底捞月、清天河水各三十，凤凰展翅，先推，后用黄连、五倍子煎水，鸡毛口中洗，以末咽之亦可。

——小儿眼光指冷，将醋一钟，皂角一片，烧灰为

① 止：原脱，据《小儿按摩经》和《针灸大成·卷十》的"婴童杂症"补。

② 掐承：原脱，据《小儿按摩经》和《针灸大成·卷十》的"婴童杂症"补。

③ 热：《小儿按摩经》和《针灸大成·卷十》的"婴童杂症"均作"湿"。

④ 泻不响：原残脱，据《小儿按摩经》和《针灸大成·卷十》的"婴童杂症"补。

⑤ 二百：原残，据《小儿按摩经》和《针灸大成·卷十》的"婴童杂症"补。

⑥ 三十：原残，据《小儿按摩经》和《针灸大成·卷十》的"婴童杂症"补。

⑦ 一：原残，据《小儿按摩经》和《针灸大成·卷十》的"婴童杂症"补。

末，贴在心窝。若吐即去药，用绿豆七粒，水浸研细，和尿润①为饼，贴囟门②上。

——四肢冷，将明矾钱半，炒盐花三钱，黄蜡二钱，贴在肚脐上。若气急，水竹取沥服之妙。

——遍身热不退，用明矾一钱，和鸡子白调匀，涂四心即退。若不愈，用桃仁七个，酒半钟，擂烂，贴在鬼眼便好。

——肚胀作渴眼光，用生姜、葱白一根，生酒半钟，擂烂③吞下，则眼不光，将雄黄不拘多少，烧热放在脐上，揉之即安。脚麻用散麻煎水，四心揉之。

膀胱气，将黄土一块，皂角七个，焙为末，用浓醋和黄土炒过为饼，贴尾宫④好。

——不开口，将朱砂一钱，研为细末，吹入鼻即安。

——遍身肿⑤，用⑥胡椒、糯米、绿豆各七粒，黄土七

---

① 润：《小儿按摩经》和《针灸大成·卷十》的"婴童杂症"作"碱"。

② 囟门：原作"心囟"，据《小儿按摩经》和《针灸大成·卷十》的"婴童杂症"改。

③ 烂：原作"酒"，据《小儿按摩经》和《针灸大成·卷十》的"婴童杂症"改。

④ 尾宫：《小儿按摩经》和《针灸大成·卷十》的"婴童杂症"均作"尾闾"。

⑤ 肿：原脱，据《小儿按摩经》和《针灸大成·卷十》的"婴童杂症"补。

⑥ 用：原脱，据《小儿按摩经》和《针灸大成·卷十》的"婴童杂症"补。

钱，醋一钟，通炒过，用袱包①遍身揉②之，即消。

浮肿，运五经二十，二扇门一十，威灵一十，天门入虎口，揉脐肘一十，推三关一百，推脾一百。

——咳嗽，掐中指第一节。有痰，掐手背第一节即止。

——眼光直视，将中指上一节掐三下。若眼垂下，掐手足四心好。

——身跳，即推肾筋后，四心揉之。

——喉中气响，先掐大指第二节。

——眉眼不开，即将阳池揉掐，要久，即能止痛，掐五横纹甚效。

——治夜啼，一推天河水，二分阴阳，三赤凤摇头，后白牵牛为末，做饼敷贴手板心即止。

望闻问切总论

望闻问切，医者先之。古人谓：望而知之之谓神。望者，望正面之五色，看虎口三关纹色也。若小儿叫怒容变而真色难观，或手弄浊物，纹隐而真形难辨。必须听声。

闻而知之之谓圣。闻者，闻其声之清浊也。或中风而迷闷，或久病而昏沉，或口疳咽痛而失音，不得其真，必

---

① 袱包：原脱，据《小儿按摩经》和《针灸大成·卷十》的"婴童杂症"补。

② 揉：《针灸大成·卷十》"婴童杂症"作"拭"。

须问症。

问而知之之谓工。问者问其得病之因，所欲之五味也。然小儿口不能言，纵稍长而语不足信，询其父母得病之由，则易为调治。多有病家不肯言其致病颠末，必须察脉以决诸症。

切而知之之谓巧。切者，切脉之浮、沉①、迟、数、滑、涩也。盖小儿骨脉未全，血气未定，呼吸至数太过，切②脉不能察病之要，必须四者参详，斯无失矣，否则何以察不言之疾耶。

正面形图

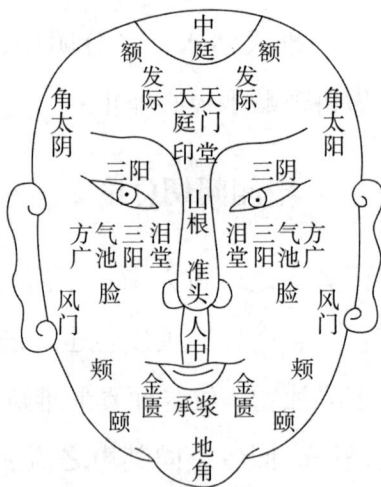

① 沉：原残，据文义补。
② 切：原残，据文义补。

中庭与天庭，司空及印堂，额角①方广处，有病定存亡。青黑惊风热②，体和滑③泽光，不可陷兼损，唇黑最难当。青甚须忧思④，昏暗亦堪伤，此是命门地，医师要⑤较量。⑥

今开全像图形，念病未来之先，谨记于胸中，认其症候。未病之先，定其吉凶，预报其人父母，亦未必无阴德之一助也。

望面色《西江月》⑦

五色青黄赤白黑也形于正面，吉凶熟视论评。红心病也。因风热白肺病也。寒侵，黯黑肾病也，痰涎壅盛，形瘦气亏血弱。目青肝病也，热盛生惊。面黄饮食积多停，癖痞无因脾病。

---

①　角：原作"用"，据《针灸大成·卷十》的"命门部位歌"改。

②　热：《小儿按摩经》和《针灸大成·卷十》的"命门部位歌"均作"恶"。

③　滑：《小儿按摩经》和《针灸大成·卷十》的"命门部位歌"均作"润"。

④　思：《小儿按摩经》和《针灸大成·卷十》的"命门部位歌"均作"急"。

⑤　要：《小儿按摩经》和《针灸大成·卷十》的"命门部位歌"均作"妙"。

⑥　中庭……医师要较量：节选自《小儿按摩经》和《针灸大成·卷十》的"命门部位歌"。

⑦　西江月：词牌名，以六、六、七、六为句式，多见于儿科秘诀、针灸歌赋等。

又 曰①

额红大热燥，青色有肝风。印堂青色见，人惊是大红。山根青隐隐，惊主事重重。若还斯处赤，泻燥定相攻。

年寿上平更两陷，时人夭寿亦其由。忽因痢疾黑危候，霍乱吐泻黄色浮②。

鼻准微黄紫庶盛，深黄死症黑应危。人中短缩吐因痢，唇反死候黑难医。

人中青者感冒风，肺热生疮鼻不通。两边赤如银珠色，病主肺热即疳同。

承浆青色食时惊，黄多吐逆痢红形。烦躁夜啼青色吉，久病眉红死症呈。

白睛青③色有肝风，有积黄色未及瞳。若儿④黑睛黄色现，伤寒病症此为踪。

两颊风气二池黄，吐逆躁啼色鲜红。更有两颐胚样赤，肺家客热此非空。

---

① 又曰：节选自元《小儿按摩经·面色图歌》。
② 浮：《小儿按摩经》和《针灸大成·卷十》的"命门部位歌"均作"深"。
③ 青：《小儿按摩经》和《针灸大成·卷十》的"命门部位歌"均作"赤"。
④ 儿：《小儿按摩经》和《针灸大成·卷十》的"命门部位歌"均作"见"。

太阳青色惊方始，红色赤淋萌芽①起。要知此②症是何如，青色从今生两耳。

两脸黄为痰实咽，青色客忤红风热。伤寒赤色黄③主淋，二色精详分两颊。

玄微锦经

小儿症候要占详，闭目摇头搐一场。鼻头汗出兼肚痛，手抱胸前必竟亡。白膜侵入瞳人内，四肢不收候一场。指上横纹青谅变，鱼口鸦声不久长。医家若能依此语，芟间④悲笑葬荒郊。

看面断死生日期

凡小儿鼻梁上惊经⑤，直上天心上好，至横纹亦救得，若到坎位上难救。如鼻上一门有白，谨防三朝。二门有白，谨防五日之后，或五个月即死。若到坎下经络，防三

---

①　芽：《小儿按摩经》和《针灸大成·卷十》的"命门部位歌"均作"蕈"。

②　此：《小儿按摩经》和《针灸大成·卷十》的"命门部位歌"均作"死"。

③　黄：《小儿按摩经》和《针灸大成·卷十》的"命门部位歌"均作"红"。

④　芟（shān 山）间：顷刻间。

⑤　惊经：此指鼻梁上青筋。

年。如白到坎，谨防两月①。春红防夏，夏红防秋，秋红黑防冬，冬黄防春。春若红白难救，黑紫吉兆，若到坎位十分难救。紫红不防，星底火重。若到横纹亦不妨，此色到坎下即死。自鼻尖到发际，共十二门，即是十二个月位。十二时辰亦同。又曰：胸如黄熟豆，骨气绝，一日死；面青目陷，肝气绝，三日死；面白鼻入奇轮②，肺气绝，三日死；面黑耳黄呻吟，肾气绝，四日死；面上紫筋③，心气绝，五日死；口张唇青毛枯，脉绝，五月死④；面黄肢肿，脾气绝，九日死。大凡病儿足跌身肿，大小便不禁，目无转睛，皆死候也。若小儿病将愈者，面黄目黄，皆生意也。

观虎口三关脉纹

风关易治，气关难治，命关死候，直透者死。左应心肝，右应脾肺。男主左手，女主于右。

盖婴儿初生至三岁，血脉未定，呼吸至数太过，不可

---

① 凡小儿……谨防两月：《针灸大成·卷十》"认筋法歌"："凡看鼻梁上筋，直插天心一世惊。初生时，一关有白，谨防三朝。二关有白，谨防五日之内。三关有白，谨防一年之外。凡筋在坎上者即死，坎下者三年。"

② 轮：《小儿按摩经》和《针灸大成·卷十》的"察色验病生死诀"均作"论"。

③ 面上紫筋：《小儿按摩经》和《针灸大成·卷十》的"察色验病生死诀"均作"面上紫"。

④ 脉绝五月死：《小儿按摩经》和《针灸大成·卷十》的"察色验病生死诀"均作"肺绝，五日死"。

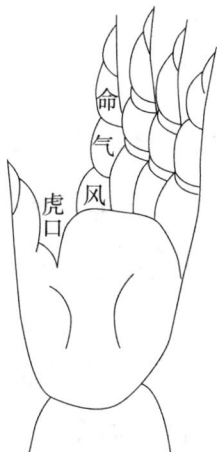

以脉诊。当看虎口三关脉纹参详，病之所因。虎口者，又手处也。三关者，近虎口食指第一节，名风关；第二节名气关，第三节名命关。凡脉纹在初关，多是红色易治。传至中关，色赤而紫，病深难治。又传至末关，其色青黑，病势深重。若青黑而纹乱者，病极重也。若纯黑者，危恶不治也。男以左手，女以右手。侧看之其脉势湾入里者顺，病虽重而症顺，犹可治之。若纹势反出外骎骎①靠指甲者，为逆，不治也。大抵红黄而无形者，无病也。纹红者，风热咳嗽也。赤者，主吐利腹痛烦渴也。紫者，惊热也。青者，惊积也。青赤相兼，惊积风热，主急惊风。青兼淡紫，伸缩来去，主慢惊风。青黑相兼，似出不出，主慢脾风。虎口脉纹乱者，主胃不和，伤乳吐泻也。

---

① 骎（qīn 亲）骎：马行疾速貌。

《水镜》要诀①

夫阴阳运合，男女成形。已分九窍四肢，乃生五脏六腑。河分②虎口，辨别三关。若四足惊，三关必青。水惊，三关必赤。人惊，三关必黑。有此通度三关，乃是极惊之症。

又云：虎口脉乱，乃气③不和也。脉纹见五色，红黄紫赤黑，由其病盛也。色能加变，如红盛作紫红之色，紫盛作青紫之色，青盛作青黑之色，黑盛至于纯黑之色不治，又当辨其形症。

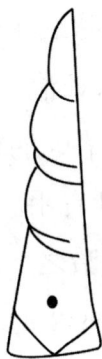

如流珠形，主膈热，三焦不和，饮食欲吐，泄泻肠鸣，自利，烦躁啼哭。

---

① 水镜要诀：《薛氏医案·卷六》《证治准绳幼科·卷一》并引作《水镜诀》。文字稍异，为摘要文句。

② 河分：《证治准绳幼科·卷一》作"须明"。

③ 气：《证治准绳幼科·卷一》作"胃气"。

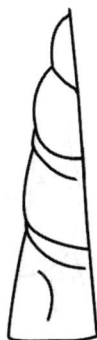

如环珠形，主气不和，脾胃虚弱，肚腹膨胀，虚烦做热。

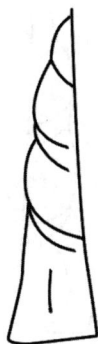

如长珠形，主夹积伤滞，肚腹疼痛，饮食不化。

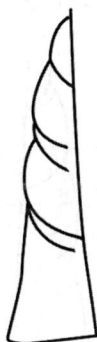

如来蛇形，主中脘不和，积气攻刺，脏腑不宁，干呕。

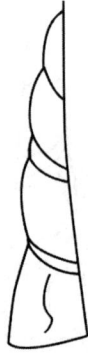

如去蛇形，主脾胃虚弱，烦渴，吐泻，神困。

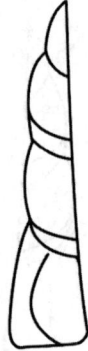

如弓反里形，主感受寒热邪气，头目昏重，心神惊悸，四肢冷倦，咳嗽吐涎，小便赤涩。

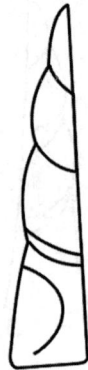

弓反外形，主有痰热，心神恍惚，夹食作热，惊风痫症。

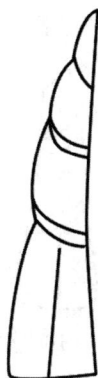

如枪形，主邪热痰盛，生风发搐及惊风。

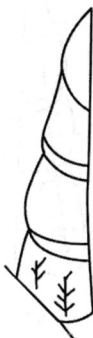

如鱼骨形，主痰盛，发搐，发热，少食。

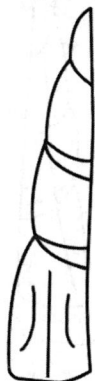

如水字形，主惊热积烦躁，心神迷闷，夜啼痰盛，口禁搐搦。

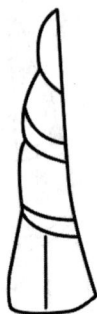

如针形，主心肺受热，热极生风，惊悸烦闷，神困不食，痰盛搐搦。

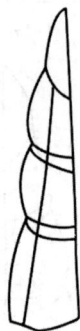

透关射指，主惊、风、痰、热四症，皆聚在骨①膈不散。

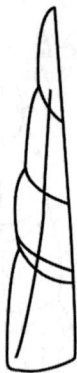

透关射甲，乃惊纹透过三关。主惊风恶候，受惊传入经络，风热发生，十病九死。

---

① 骨：《证治准绳幼科·卷一》作"胸"。

此诸症形脉，皆有轻重，细察病根，详审证候，用药而治，未有不效也。

辨指冷热歌

入门须识孩儿信，男左①女右要分明。五指稍头冷似水，此是惊风可觅寻。五指稍头如火喷，夹食伤寒风邪病。中指热兮是伤寒，中指冷兮麻痘症。食指热兮上身烧，食中冷兮中膈间。中指热兮天吊惊，中指冷兮伤食论。

闻声音《西江月》

心主声从肺出，肺绝啼哭无声，多啼肝胆客风惊，气缓神疲搐盛。哑音邪热侮肺，声亮毒火无侵，鸦声瘰疬候非祯，克日必归泉冥。

又认小儿叹气歌②

口噎心拽并气吼，故知此死但人缘。鼻红紫黑筋无路，命在南柯大路边③。

---

① 左：原作"右"，据前后文义改。

② 又认小儿叹气歌：节选自《小儿按摩经》和《针灸大成·卷十》的"病症死生歌"。

③ 口噎……大路边：《小儿按摩经》和《针灸大成·卷十》的"病症死生歌"均作"口噎心拽并气喘，故知死兆采人缘，鼻水口黑筋无脉，命在南柯大梦边"

又 曰

口中热气热难当，吓得旁人叹可伤。筋连横纹亦易救，若到坎上定然亡。要知小儿生与死，观其面色口音唇。唇青耳黑色难救，哭声不响见阴君。

声轻者，气弱也。声重浊者，痛与风也。声高喊者，热与狂也。声噎者，气不顺也。声短者，气促也。喷嚏者，知其风也。呵欠者，知其倦也。阴阳相杂，寒热相博，故受此症。若能认定其气，识其声者，方知其病之根源矣。

问病歌[①]

儿病皆有因，细问便端明。儿若好食甘，此是脾家病。心苦及肝酸，肺辛肾咸症。父母言的确，药施无不应。

诊脉要诀歌[②]

小儿有病须凭脉，一指三关定其息；浮洪风盛数多惊，虚冷沉滞[③]实有积。小儿一岁至三岁，呼吸须将八至看；九至不安十至困，短长大小有邪干。小儿脉紧是风

---

① 病歌：原脱，据目录补。
② 诊脉要诀歌：节选自《小儿按摩经·诊脉歌》。
③ 滞：《小儿按摩经》和《针灸大成·卷十》的"诊脉歌"均作"迟"。

痌，沉脉须知乳化难①；腹痛紧弦寒②实秘，沉而数者骨中寒。小儿脉大多风热，沉细③原因乳食结；弦长多是胆④肝风，紧数惊风四肢掣。浮洪胃口似火烧，沉紧腹中痛不歇⑤，虚濡有气更兼惊，脉芤多痢大肠血⑥。前大后小童脉顺，前小后大必气咽；四至洪来若烦满，沉细腹中痛切切。滑主雾湿冷所伤，弦长客忤分明说；五至夜深浮大昼⑦，六至夜细浮昼⑧别。息数中和八九至⑨，此是圣人传秘诀。

又诊脉歌

五岁才看脉有验，小儿四岁一指切，浮风沉积古今

---

①　沉脉须知乳化难：《小儿按摩经》和《针灸大成·卷十》的"诊脉歌"均作"沉脉须至气化难"。

②　寒：《小儿按摩经》和《针灸大成·卷十》的"诊脉歌"均作"牢"。

③　沉细：《小儿按摩经》和《针灸大成·卷十》的"诊脉歌"均作"沉重"。

④　胆：原作"膈"，据《小儿按摩经》和《针灸大成·卷十》的"诊脉歌"改。

⑤　歇：《小儿按摩经》和《针灸大成·卷十》的"诊脉歌"均作"竭"。

⑥　脉芤多痢大肠血：《小儿按摩经》和《针灸大成·卷十》的"诊脉歌"均作"脉乱多痢大便血"。

⑦　昼：原作"尽"，据《小儿按摩经》和《针灸大成·卷十》的"诊脉歌"改。

⑧　昼：原作"尽"，据《小儿按摩经》和《针灸大成·卷十》的"诊脉歌"改。

⑨　九至：二字原倒，据《小儿按摩经》和《针灸大成·卷十》的"诊脉歌"乙正。

传，迟冷数热真秘诀。六至为常八至热，九至为风五至虚，四至为损三至脱，一二至者脉不来。十一十二虚风发，十四十五痨瘠形，时逢一大主生惊，大小不均为恶候。后将生死此中明，秘诀入门看于鼻，男看左①兮女看右，鼻梁上横纹详求。横纹直至天庭上，此真有命寿年长，横纹坎上终难保，暮透三关旦必亡。祖传秘诀人知少，誓愿无钱莫乱传。

看得生者将筋掐，重者即掐手中指节。忽而又昏闷者，就将威灵纹久揉久掐即醒。先热后寒，阳干阴；先寒后热，阴干阳。凡小儿鼻尖上筋白，或五六黑者救得，如下黑上白难救。

死症辨②

眼上赤脉，下贯瞳人水火困绝。囟门肿起，兼及作坑心绝。鼻干黑燥肺绝，肚大青筋脾绝。目多直视，睹不转睛五脏俱绝。指甲黑色肝绝，忽作鸦声肺绝。虚舌出口心绝，啮齿咬人肾绝。口如鱼呷③肺绝，啼不作声肺绝。唇无津液，饮食不停。手足弓似，四肢軃④形。印堂陷损，纯黑难宁。手抱头上，汗似油情。白涎口吐，喉响锯声。其卧如缚，掌中冷冰。蛔虫尽出脾胃两绝，必是死症。

---

① 左：原作"右"，据前后文义改。
② 死症辨：节选自明《证治准绳幼科·小儿死证十五候》。
③ 口如鱼呷：《证治准绳幼科·卷一》作"鱼口气急"。
④ 軃（duǒ）：下垂貌。

变蒸论

小儿生下，三十二日一变，六十四日一蒸。变者，变生五脏。蒸者，蒸养六腑也。又曰：变蒸者，长气血，而生精神意智也。积五百七十六日，大小变蒸毕，儿乃成人。情性有异于前，血气骨肉皆坚牢也。每变轻则体热微汗，其状似惊，

耳尻俱冷，上唇有白泡，起如鱼目。其重者，壮热不乳哺，即呪①吐，目白微汗。轻者五日解，重者十日平。人曰：儿生三十二日一变，二十九日先期而变热，至三十五六日，蒸乃毕也。凡变蒸时，不欲惊动令外人见之，宜少与乳哺，不可妄投药饵也。

五脏形症虚实相乘

肝风目直手指捻，泻青丸百七九②。虚则咬牙呵欠兼，六味地黄丸四二。心惊难言合面卧，导赤散二。虚则困卧惊悸添，粉红丸百八九。脾困身热渴不食，泻黄散百二十。虚则吐泻风生痰，异功散五六。肺燥鼻干手掐目，泻白散百三七。虚则少气喘无厌，阿胶散百八八。肾寒畏明颅自解，下窜足热火欲炎。

---

① 呪（xiàn 线）：不作呕而吐，也泛指呕吐。
② 百七九：根据本书下卷"幼科诸方总录"，从一百七七首之后，方剂番号顺序编排错后十位；其次，本书实际仅有方剂一百九十首，故现按照实际方剂数及顺序编排一百七七首之后的方剂番号，下同。

　　凡本脏虚弱，皆鬼贼克害，当补本脏正气。假令肺病咳嗽，当春补肾，当夏救肺，当秋泻肺，当冬补心，泻本脏。大抵五脏各至本位，即气盛不可更补，到初克位不可更泻。又肺病重，见肝虚症易治，见肝热症难治。盖肺病久则虚冷，肝强实而反胜也。经曰：受所制而不能制，谓之直强，法当先补脾肺，而后泻肝肺。胜者，当补肝泻肺，然嗽久虚羸，不可服泻白散，宜肾气丸。又肝病见秋肝胜肺也，宜补肺泻肝。轻者病退，重者唇白如枯骨者死。肺病见春，肺胜肝也。心病见冬，心胜肾也。肾病见夏，肾胜心也。脾病见四脏，顺者易治，逆者难治。五脏病机，不离五行生克制化之理，所以有脏腑虚实乘胜之病。世俗不审此理，往往率指为外感内伤而用药枉死。

卷之中　新刻幼科分门症论①

胎　热

胎热者，由母妊之时，气郁受煎煿，睡炕及误服温剂，致令热蓄于内，薰蒸胎气。儿生之后，或壮热惊啼，面红唇赤，眼目赤肿，鹅口重舌，赤游丹毒，便秘溺赤，眼翻天吊，皆胎热之症也。不可医求速效，当令乳母忌鸡鱼煎煿辛辣之物，又服调气养血清解之药，酿乳哺之。儿服犀角解毒汤一②合导赤散二，随证加减，通用大连翘饮三。

胎　寒

胎寒者，由母娠之时，多食生冷，或外感多服凉剂，内伤胎气，儿生之后，旬日内或昏睡呃乳，面青唇白，腹疼泻白，啼哭不已，曲足握拳，口噤不乳，四肢厥冷，皆胎寒之症也，治宜理中汤主之四。否则变为盘肠内吊，钩藤膏五治之甚妙。

---

① 原书卷端作"新刻幼科分门症论卷之中"，今作"新刻幼科分门症论"为本卷题名。

② 一：为卷下该方剂之序号。下同。

胎惊胎风

此候皆由娠母惊狂颠扑，损伤心血，或外挟风邪，应之于胎。儿生之后，面青搐搦，口噤，身热脊强，目直窜视，最为难治。凡胎眼合，不可做慢惊治，而妄用温药也，只宜通用猪乳膏六治之。或用全蝎全者，将薄荷叶裹外，以麻线缠，火上炙燥，研为末。另研珍珠、麝香少许和匀，煎麦门冬汤调下。

胎　黄

儿生下，遍身面目皆黄，状如金色，壮热，便秘，溺赤，皆由娠母受湿热传于胞胎也。治宜地黄茵陈汤七主之。

脐风撮口噤口

三者之候，名异而原一也，皆由断脐结缚不紧，为水湿风冷之气侵入脐中，传之于心，蕴蓄其邪，复传脾络。其候舌强、唇青、口噤、搐搦、腹满、脐肿、多啼，皆里气郁结，壅闭不通也。四肢冷，爪甲黑者即死。口噤不开者，用南星去皮脐为末，加冰片少许，用指蘸生姜汁于牙龈上擦之，立开，方用药。若唇撮，急灸承浆穴七壮，服药通用撮风散八主之，或用二虫丸九亦妙。

夜　啼

小儿生下有三啼。其一，面红多泪，无灯则稍息，见灯则愈啼，是心热遇火，两阳相搏，故见灯则啼甚也。其候手腹热，溺赤，治宜凉心安神，导赤散二加栀仁、薄荷、天麻主之。其二，夜哭多睡少，天明则已，面色青白，便亦青白，治宜去宿冷，温下焦。先用备急方十，又芍药汤十一主之。其三，祟物所侵。小儿目有所睹，口不能言，但睡中警惕，抱母大哭不已，面色紫黑，治宜苏合丸十二、琥珀抱龙丸十三主之。又有脾胃虚，吐泻少食而啼者，宜六君子汤十四加炮姜、水香主之。有心血不足而夜啼者，安神丸十五主之。有乳母缺乳，儿无乳哺，故啼哭也；有儿生口疮重舌，要乳吃，口到不能吮乳便啼，不可不辨。

急　惊

急惊症候，夜卧不宁，身热烦躁，便秘溺赤，痰喘咬乳，目直上视，牙关口噤，手足搐搦，脉浮数洪紧。皆由内有实热，外挟风邪，心受热而发惊，肝生风而发搐，二脏交争，涎痰壅塞，关窍不通，风气蓄盛而无所泄，故暴烈而为急惊也。治宜先通关，用通关散十六，或探生散十七。次截风定搐，用截风丸十八、定搐散十九，或牛黄抱龙丸二十。痰热既降，当养血安神，用安神丸十五。若搐定而尚有微邪，宜消痰清热，若搐不定，仍议下之。

慢惊慢脾

慢惊多发于大病之后，或误汗下，或吐泻久而脾胃虚弱，虚热生痰，凝滞咽喉，如牵锯之声，时复瘛疭，口气四肢俱冷，面青白，二便利，露睛啼哭，忽如哑声，皆脾肺虚弱故也。治宜保脾土为主，甚不可攻击。症虽有痰，只以六君子汤十四加天麻、钩藤、炮姜主之。若痰多唇白，肢冷如冰，不省人事，此虚慢之极，用固真汤二一主之。又有慢脾风者，皆由慢惊传变，始因吐泻久而脾虚生风，风入经络，则手足搐搦，痰涎壅盛，面色枯槁项软。喘甚昏沉不省，最为难治。若驱风则无风可驱，若疗惊则无惊可疗，□脾间痰涎，虚热往来耳。治宜理中汤加附子四。若大①冲有脉，当灸百会穴。

附惊风所得之因

盖惊风则一，而所因则异，详具于下。有伤风热，致心热盛而生惊，肝邪动而发搐，治先发散，通心气，疏肝经，安魂退热之剂。有伤暑热而发惊搐，人事不苏，脉沉细数，治宜消暑清心饮二二、辰砂五苓散二三之类。有伤风咳嗽、痰涎壅盛而发惊搐者，治宜导痰顺气之剂，用牛黄抱龙丸二十。有胎毒疮肿即愈，其毒内攻，腹胀而发惊搐

---

① 大：据前后文义疑为"太"。

者，治宜百解散二四。如疮再作可治，否则喘胀而死。有大人喊叫、或犬吠、鸡鸣、雷响，因惊而发搐者，治宜镇惊安神，用牛黄镇惊丸二五，茯神、金、银浓煎汤下。有伤风寒，医过表散，汗多亡阳而为慢惊者，治宜保元汤二六。有因客忤而惊搐者，治宜镇心丸二七、安神丸十五。有小儿气禀心血不足，稍为惊恐而便掣搦，治宜固真汤二一。有因吐不止，将成慢惊，治宜姜半散二八①。凡惊风发搐不可抱紧，听其自发自止，以其气得流通而邪易散也。

惊风不治症

急惊，目睛不转，口中出血，两足摆跳，肚腹搐动；或神缓而摸体寻衣，或症笃而神昏气促，灌药不下，通关不嚏，心中热痛，忽大叫者，不治也。慢惊，四肢厥冷，直卧如尸，吐泻痰喘，二便不禁，脉沉肢冷者，不治也。

痫　症

小儿痫病，古有心痫，面赤目瞪，吐舌啮齿，心下烦躁，气短息数。肝痫，面青唇青，眼直上窜，手足拳挛抽掣。脾痫，面色痿黄，露睛直视，腹满自利，四肢不收。肺痫，面如枯骨，惊跳摇头，腰脊反折，手疭吐沫。肾痫，面色黧黑，口噤流涎，目直腹胀，不动如尸。病因不

---

① 二八：原作"六"，据本书下卷"幼科诸方总录"改。

同，宜随脉症，分阴阳虚实而治之。其始身有热，抽掣啼叫，咬牙窜视，是为阳痫阳病，脉浮数，面色光泽，病在六腑肌表，此尤易治，用百解散二四、抱龙丸二九之类。其始身无热，手足青冷，口噤惊啼，吐舌摇头，是为阴痫阴病，脉沉微，面色黯晦，病在五脏骨髓，此最难痊，宜固真汤二一南星治之。或以日发为阳痫，夜发为阴痫；以仰卧属阳，覆卧属阴，亦可参验。盖阳症不宜用温药，阴症不可用寒凉药也，通用五痫丸三十、六珍丹三一、治痫丸三二主之。

疳　症

夫疳者，干瘦也，小儿为疳症，大人为劳瘵。皆由寒热失理，饮食不节，肥甘恣食，致伤脾胃；或因吐久、泻久、痢久、疟久、热久、汗久、咳久、疮久，皆由脾胃亏损，亡失津液，而为疳病也。又有痘后疹后，耗伤气血，久成疳症，大法辨虚实，酌补泻，扶胃气为主。古人论五脏五疳之症，备详于下。

心疳者，即惊疳也。发热自汗，面黄颊赤，口舌生疮，惊悸烦渴，小便赤涩，皆由心血不足，更加乳食不调，心脏积热所致。治宜宁心养血退热之剂，用心疳丸三三，或宁心丸三四。

肝疳者，即风疳也。肌肉消瘦，目胞赤肿，翳生眵泪，白膜遮睛，挦眉劄眼①，泻如青色，皆由外感风寒，内伤饮食，邪气相干，肝脏受热所致。肝者眼之候，伏热壅滞，以致肝风入眼，治法凉肝养血，顺气调脾为主，用肝疳丸三五。

　　脾疳者，即食疳也。黄瘦面肿身热，肚大泻下酸臭，合面困卧，吃土吃米吃茶，治宜磨积调脾为主，用大肥儿丸三七②，或调脾汤三八。若积而虚者，先扶胃气，方与磨积。

　　肺疳者，即气疳也。潮热喘嗽，鼻烂流涕，咽喉不利，皆因伤风寒，汗后劳复，更加饮食不调，以致肺气受伤而得，治宜清肺止咳之剂，先用清肺汤三九，次用化䖟丸四十。其鼻常用熊胆泡汤，小笔蘸洗，俟前药各进数服，再用敛鼻散四一，入鼻敛疮。

　　肾疳者，即急疳也。潮热肌瘦，手足如冰，滑泄肚痛，翕翕热渴，熏蒸于阳明，齿腐龈烂，治宜清热退疳之剂，用六味地黄丸四二加龙胆草、知母。

　　蛔疳者，皱眉多啼，呕吐清沫，肚大腹痛，唇口紫黑，皆由乳哺不调，食肉太早，为积瘀滞而为虫，治宜安虫去积调脾为主，用使君子丸四三。

---

　　①　挦（xiān 先）眉劄（zhā 楂）眼：形容痛苦的面部表情。挦：拔，扯；劄：刺。

　　②　大肥儿丸三七：按照本书的方剂序号，对照本书下卷"幼科诸方总录"，在此方前应有"凉肝汤三六"，但文中缺失该方。又：本书部分方剂出现顺序未按照方剂序码顺序出现。

疳痨者，潮热往来，五心烦热，盗汗骨蒸，喘咳神枯，渴泻恶食，肚硬如石，面白如银，朝凉暮热，肌肉削瘦，六脉细数，皆由病久而脾胃气虚，治宜补养清热为主。用疳痨丸四四，或大肥儿丸三七。

缺乳疳者，皆由乳母无乳，与食饲之，然小儿肠胃脆嫩，不易运化谷食，脾胃受伤，日渐黄瘦，面白少神，宜易乳母，有乳哺之自愈。否则，虽服药不能取效也。

疳肿者，皆由疳病日久，脾土衰弱，不能制水，妄行四肢，此虚中有积，积与脾气相并，又或脾胃受湿，故头面四肢浮肿也。治宜固脾兼利水之剂，退黄丸四五，胀甚者，褐丸子四六。若大喘者不治。

疳积者，皆由乳食不节，致伤脾胃，瘀积日久，传而为疳。其候面黄肌瘦，毛发焦稀，目烂脊耸，肚胀肠鸣，爱卧冷地，手足细小，治宜消积调脾为主，疳积方四七、六味肥儿丸四八。

有因食积，医过峻利伤脾，脾虚泄泻，肌肉瘦削而为疳病，治宜大补中气为主，用疳泻丸四九或布袋丸五十。

丁奚者，小儿手足瘦细，腹大项小，脐突胸高，立坐伶俐，神枯精疲，啼叫不已是也。哺露者，潮热往来，头骨分开，翻食吐虫，烦渴呕秽是也。二者乃疳之易名，皆由脾胃久虚，不能消化米谷，无以滋其气血，致肌肉消瘦，柴骨枯露也。亦有胎中受气血不全，脏腑少血致之，治宜芦荟丸五一、蛔皮丸五二之类。

类无辜疳，皆由内有积热，外感风邪，风热相搏，故结核在项，状若瘰疬，软而不疼，按之转动，宜服消疳养血之剂。若走马疳，用芷硝散五三，通用千金肥儿丸五四、至宝丹五五。

吐　泻

《内经》曰：胃虚则吐，脾虚则泻，脾胃俱虚，吐泻兼作，宜辨虚实而治之。若先泻后吐，面白神疲，不热不渴，额前有汗，脉沉濡者，乃脾胃虚寒也，宜理中汤四、小异功散主之五六。先吐后泻，面赤唇红，烦渴溺赤，脉洪数者，乃脾胃有热也，宜黄连芍药汤五七、五苓散加竹茹主之五八。又有积滞于脾，再为饮食所伤，不能运化而吐泻者，宜消导二陈汤五九。有脾胃气虚而吐泻不止者，宜温补为主，六君子汤十四。夹暑伤食吐泻者，用加味二陈汤六十。有长夏时内伤外感，致阴阳不能升降，乖膈而为吐泻者，治宜六和汤六一、胃苓汤六二之类。有霍乱而不得吐泻者，名干霍乱也。有遍身转筋，手足厥冷，腹中绞痛，谓之转筋吐泻，又名绞肠痧，升降不通故也。大法用盐汤探其吐，夏月盐水亦可，吐后随症调理，或用芦粟米煎汤服尤妙。

呕　吐

《内经》曰：呕吐皆属于胃，胃虚则吐，胃热则呕，火气炎上之象。盖吐有冷吐、热吐、积吐、伤风嗽吐、伤乳吐、气乳吐也。

冷吐者，皆由风寒入胃，或食生①冷，或伤宿乳，胃虚不纳，吐出乳片不消，多吐而少出，或清涎夹乳吐出，或朝食暮吐，或暮食朝吐，面白眼慢，气缓神疲，六脉沉微，二便清利，治法温胃和中，除宿冷之剂，参术二香汤六三，或助胃膏六四。

热吐者，因儿夏月感暑热在胃，或过食炙煿，胃中②积热所致。其候烦躁热渴，面赤唇红，便秘溺赤，吐少而多出。治法清热止吐，用葛半汤六五，若夏月，茹苓汤六六。

积吐者，皆儿内伤饮食生冷，停滞于胃而吐出秽臭或醋醴气清痰夹出。其候发热，目胞浮，面黄肢冷，脉沉缓。治法消积和脾止吐之剂，醒脾丸六七。

伤风嗽吐者，因儿外感风寒为热，则生风，风生痰，痰结胸中，肺气不顺，连嗽不已，和痰吐出，治法驱风化痰为主，清金饮六八。

伤乳吐者，因乳母无知，恣与乳哺无度，脾弱运化不及，满而溢出，宜节乳为上，消乳丸主之六九。

气乳吐者，由乳母忧郁，或气怒时令儿乳哺，不能运化，故吐也。治法先令乳母释其忿怒，服宽中顺气药酿

---

① 生：原作"主"，据文义改。
② 胃中：原脱，据《小儿推拿广意》补。

乳，令儿哺之为上，或藿香正气散七十。

凡吐久不止，其胃气渐弱，慢惊由此而得，大要节乳及间与稀粥，用药得宜，无变患矣。

泄 泻

夫小儿泄粪出少而势缓也泻粪大出而势直下不阻也，当别轻重虚实寒热，不可一药而治。经曰：暴注下迫，皆属于火；水液澄清，皆属于寒。是知风寒湿热皆能令人泄泻，其因不一，备陈于后。

飧泄者，水谷不化而完出，湿兼风也，宜燥湿祛风为主。又有脾虚泻久而完谷不化者，宜附子理中汤四、诃附丸七一主之。

溏泄者，痢下垢积如糜，湿兼风也，宜健脾清热之剂，十六味肥儿①丸七二。

鹜泄者，所下澄澈清冷，小便清②白，湿兼寒也，宜温脾燥湿之剂，健脾丸七三。

濡泄者，体重软弱，泄下多水，湿自甚也，宜胃苓汤六二加车前子、木通主之。

滑泄者，久下不能禁固，湿胜气脱也，治宜大补中气为主。

热泻者，便黄溺赤，烦渴少食，宜五苓汤五八加山栀

---

① 儿：原作"皂"，据前后文义和本书下卷《幼科诸方总录》改。
② 便清：原阙，据文义补。

仁、车前子、木通为主。

冷泻者，腹痛雷鸣，小便清利，乳食不化，利下不腥秽，身冷不渴，脉沉微者，乃脾胃虚寒也，宜理中汤四加附子、肉蔻主之。

伤食泻者，皆因脾胃素弱，饮食自倍，不能克化，其候嗳息恶食，吞酸胀满，腹痛则泻，泻后痛减也，宜调脾消化之剂，十六味肥儿丸七二。若食已消，痛已止，而泻不止者，乃脾失升清之气也，治宜补中益气汤八十。若食已消，而腹尚痛者，乃脾痛也，宜小异功散五六主之。

水泻，一名洞泻，顿然下之，如桶撒渍余不尽留，宜五苓散五八加米仁①、车前子主之，或矾石丸七四。

积泻者，皆由饮食入胃，脾虚不能运化，留而成积，积滞日久，传注大肠，治先去积，用香橘饼七五，次理脾止泻之剂，用大肥儿丸三七。

惊泻者，粪青稠黏，乃肝邪乘脾也，其候泻粪出青色而兼搐搦，宜镇惊抑肝和脾之剂，大温惊丸七七。

暑泻者，因夏月中伤暑热，其候身热烦渴，乳食不化，泻深黄色是也，宜六和汤六一清暑，宜清暑②益气汤七六之类。

疳积酿泻者，面黄、肚胀、项小，肌肉消瘦，不思饮食，或有癖块，宜补脾治疳积之剂，用大肥儿丸三七。

---

① 米仁：即薏苡仁。
② 清暑：原脱，据文义补。

痢　疾①

夫痢者，利也。因风、惊、暑、湿、饥、饱、劳役所致，治当究其所因，辨其虚实寒热新久，兼固脾胃为主。初得一二日间，身壮热，脉实大，脓血稠黏，里急后重，腹痛者，宜下之，承气汤七八、木香槟榔丸七九。若虚怯者，不可下，病久身凉自汗，脉沉小者，宜温补之，补中益气汤八十、补元散九一。挟热而痢下纯血，脉芤数者宜清凉之，四顺清凉饮八一、黄连芍药汤五七。挟冷而痢下纯白，或乳片不消者，宜温补之，理中汤四。挟风邪外束，身热清涕，脉弦浮者，宜汗之，葛根汤八二、芎苏散八三。挟暑热，而痢下赤白，烦渴脉数者，宜清暑益气汤七六、香茹②饮八四主之。有湿热之毒，熏蒸清道，上致胃口闭塞而为噤口者，宜人参、黄连、石莲子主之。有痢久胃气虚不能乳食，而为噤口痢者，宜理中汤四、六君子汤十四主之。有积毒之气上冲而为呕恶者，清解为主，人参败毒散③八五。有胃气虚寒而呕恶者，温补为主，附子理中汤四。痢后脾虚不能制水而遍身浮肿者，宜实脾利水为主，六君子汤十四加苍术、厚朴、猪苓、泽泻、黄连、芍药，间服丑补散八六。痢下气滞而肛门作痛者，宜导滞汤八七主

---

① 疾：原无，据原书目录补。
② 香茹：即香薷，下同。
③ 人参败毒散：本书下卷《幼科诸方总录》又名为"败毒散"。

之。痢久而脱肛者，经曰：肺气虚寒，则肠头出露。皆由泻利久，脾气虚，金无所养，故大肠虚脱而下陷也，宜补脾温胃，使金受母之气而实，肛自收上矣，固肠饮八八。痢久不禁，身热溺涩，目赤唇燥，饮食不进者难治。积散无神，壮热烦渴，脉浮大紧数，痢如鱼脑、纯血、屋漏水者，皆不治之症也。有积尽而痢久不愈者，脾气下陷也，宜补中益气汤八十；又四君子汤八九送下香连丸九十主之，通用经验加减方九二、姜茶散九三。

疟 疾①

夫疟之发也，皆由感冒风寒暑湿，致令邪气侵袭不散，久则结积于太阴而发于往来寒热也。若其初感也，弱者即病胃气，强者伏而未动，至于再感复因内伤，其病乃作。或一日一发，或间日一发，故非汗多不解。丹溪曰：若无汗要有汗，散邪为主；若有汗要无汗，扶正气为先，带散②。治法量其感受浅深，病之新久，宜先发散，去脾家痰滞，方可截之。若邪积不尽，而投砒丹、常山劫剂，冷服，病邪凝滞，或成积痢，或为疮疽，或头疼浮肿等症，治见本条。若发久不止，中气虚弱，宜固中气为主，四兽饮九四。

有阴虚症，每日午后恶寒发热，似乎疟者至脱，亦得

---

① 疾：原无，据原书目录补。
② 带散：兼顾发散之法。

汗而解，若作疟治，而用常山、柴、果等药误矣；且阴虚脉虚濡而数，疟脉弦数而辨耳。有病痞而为寒热似疟者，亦不可作疟治也。有寒热身重、骨节疼痛、自汗喜呕者，乃湿疟也；得之于汗出，脱衣冲冒风寒雨湿所致也，治宜二陈汤，加葛根、羌活、柴胡、苍术、防风主之。

有食疟者，皆由饮食停滞不化而寒热为疟者，轻则消导，重则疏下为主，用驱疟丹九五。有惊而疟者，宜镇惊为主。一儿疟来，大热大渴，以小柴胡汤去半夏合黄连解毒饮，加麦门冬、知母愈。一儿疟来，热多寒少，大便秘结，痰滞胸满，用大柴胡汤下之愈。一儿疟来寒多热少，用人参养胃汤九六，通用先清脾饮九七）后绝疟丹九八。

伤风寒

小儿伤风寒疟，与大方脉①同，但所异者，夹惊夹食也。或惊时而又感风寒，或感风寒而又惊触，或客冒风寒发热，以致热极生风，乘于心，心主血脉，小儿心神未足，为热所乘，故发惊搐也，治法先散风邪次镇惊，百解散二四、抱龙丸二九之类，或天防汤九九。有先伤风寒而后伤于食，有先伤食而后伤风寒，其候头疼发热，鼻流清涕，腹胀吐逆，嗞煎②不乳。治法疏风消导为主，葛柴汤

---

① 大方脉：北宋官方卫生机构医学分科中方脉科的一种，相当于现在的内科。

② 嗞（zī 滋）煎：小儿烦躁不安。

一百。若邪散而食不化者，下之亦可。又有内伤重而外感轻者，消导而兼发散。有外感重而内伤轻者，先发散而次消导。医者当详审轻重缓急、虚实寒温，活泼施治。凡遇症，必须审问有无出痘，方下药，庶不差误。

咳嗽痰喘

咳嗽未有不因感冒六淫风寒暑湿燥火之邪侵肺，故曰：肺之令人咳。《内经》曰：五脏六腑皆令人咳，非独肺也。肺主皮毛，风寒客于皮肤，肺先受之，而咳嗽不已，头疼身热，痰涎清涕，治宜疏风清肺为主，用清肺丸一百一去白术加防风。热乘肺者，喘急而嗽，面赤潮热，宜清肺丸一百一主之。火乘肺者，咳嗽涕唾带血，甚则血溢，治宜清金降火为主，或清痰降火丸一百二。燥乘肺者，气壅不利，头面汗出，寒热往来，皮肤干燥，细疮瘙痒，大便秘涩，涕唾稠黏，治宜润燥清金之剂。有嗽久，肺气虚耗而干咳连声不续者，治宜人参清肺饮一百三主之。有脾虚咳嗽，其候泄泻，少食，潮热汗出，治宜六君子汤十四主之。有阴虚不能制火，火炎上刑肺金而咳嗽者，治宜滋阴降火汤一百四主之。

痰之为病，盖肺气郁则成热，热盛则生痰，痰者风之苗，在小儿则为喘嗽惊痫搐搦。先须逐去败痰，然后看虚实调治。故曰：盖痰虽同，而所因则异。有风邪客肺，气郁而生痰者，治宜参苏饮一百五。冬月寒邪伤肺，动于脾湿而生痰者，治宜二陈汤加炮姜主之。夏月热伤气，金为火侮而生痰者，治宜补中益气汤八十加葛根、贝母、黄连主之。有湿热侵袭，肺气不舒而生痰者，治宜五苓散五八加茵陈、淡竹叶主之。有急慢惊风而痰者，治见惊风门。有饮食伤脾，脾虚不能运化水谷而生痰者，治宜六君子汤十四主之。有肾水不足，火炎无制，而结为痰者，治宜滋阴降火汤主之一百四，通用加减二陈汤一百九。

　　喘者，呼吸不相续也，未有不因痰火内郁，风寒外束而致，然有虚实冷热之分，不可不辨。有风寒客肺，气不升降而喘者，治宜疏风顺气汤一百六主之。有厚味伤脾，脾弱不运而为积痰，上迫于肺，肺气不利而喘者，治宜调脾化积痰之剂。有伤食、医过、峻下伤脾，脾虚而喘者，治宜六君子汤十四加麦门、五味主之。有金为火侮，而气不得下降而喘者，治宜降火清金为主，用治①火喘汤一百七。有肺虚而喘，短气不能接续者，治宜调中定喘之剂，参术调中汤一百八主之。有阴虚发喘，气从脐下，直冲清道而上逆者，治宜补阴降火，四物汤加枳壳、半夏、陈皮、知母、麦门主之。有水肿病而喘，有痘疹而喘，论见本门。

食　积

　　食积之因，皆由乳食不节，过餐生冷坚硬之物，脾弱

---

　　① 治：原阙，据本书下卷"新刻幼科诸方总录"补。

不能克化，停滞中脘而为积，故曰：乳积易化，食积难消。其候发热恶食，面黄呕恶酸气，痞胀肚痛，便泄酸臭，治先取积、次和中之剂。又有惊积，先受惊而后有积，泻下青色，烦躁不宁，治先解惊，用利惊丸一百十，次消积理脾为主，用消导二陈汤五九。若食饮停滞不化，腹胀痛，以手按之痛益甚者，轻则保和丸一百十一、香砂丸一百十二，重则遇仙丹一百十三主之。又腹痛而按之不通者，此食虽去而脾胃受伤而痛也，宜四君子汤八九加柴胡、陈皮主之。

癖痞

盖小儿乳食不节，或为六淫侵袭冷积，久滞于脾，不能运化，结聚而成痞块，突于肋下，寒热似疟，肚腹疼痛，面黄肌瘦，其候不可作疟治，又不可峻取，亦不可大补。峻取则耗散元气，津液虚损；大补则积温成热，转生他症。治先发散，用正气散一百十四，调和中气，缓急，次第攻之，勿伤脾胃，用阿魏丸一百十五，或阿魏膏一百十六。古人所谓养正则邪自除，若专攻其痞，不惟不能消积，亦且伤其胃气。若胃气亏损，变症百出，宜慎而毋忽。

不寐多困

小儿不寐，皆由胃气不和，血气不足，故不寐之症生矣，治用四君子汤八九加远志、酸枣仁。若心血不足，精神短乏，及怔悸不得眠者，人参安神丸一百十七。胆虚者，人参竹叶汤一百十八主之。又多睡者，皆由脾气虚弱，健运之令不行而嗜卧也，治当温补其脾，用四君子汤八九加木香、半夏、白术倍之。若心脾气虚有痰者，用人参、麦门、五味、茯苓以补心气，当归、芍药、酸枣仁以养心血，橘红、半夏以开痰。若饮食停滞而然①者，四君子八九加山楂、麦芽、神曲。若乳母饮酒致儿昏睡者，用干葛、陈皮解之。不应，用四君子汤八九加葛根，子母并服。

肿　胀

小儿肿胀，其症有二，曰气肿，曰水肿。气肿者，由脾胃虚弱，脾主肌肉，肺主皮肤，土弱不能生金，致虚气上攻于肺，行于面目，遍身浮肿也。治法调脾行气为主，五子五皮饮一百十九。

水肿者，因上焦烦渴喜饮，而脾虚不能约制其水，水反侮土，土随水行，上冲于肺，流走于皮肤而光肿也。治法实脾利水为主，胃苓汤六二。至于喘胀两条，须分先后，即斋曰：先喘而后胀，主于肺；先胀而后喘，主于脾。盖小便之行，由肺气降下而输化也。若肺受邪而喘，则失降下之令，故小便短涩，以致水溢皮肤而肿满矣，此喘为本而胀为标也，治宜清金降气而行水兼之。脾土恶湿，土能

---

① 而然：导致、所致。

克水，若脾土受伤不能制水，水既上溢，则邪反侵，肺气不能降而生喘矣，此胀为本而喘为标也，治宜实脾行水而清金兼之。苟肺病而用燥脾之药，则金得燥而喘愈加；脾病而用清金之药，则脾得寒而胀益甚。又有脾胃虚弱，湿热积而为肿者，用泻黄散一百二十、胃苓汤六二。又有泻后、痢后、疟后、痘后、诸病后，脾虚发肿者，宜调补脾胃为主，六君子汤十四、补中益气汤八十。又有脾肾虚寒不能司摄，而水泛行，如蛊胀者，用加减肾气丸一百二一①，补命门火以生脾土，间服六君子汤十四。又有遍身脓疮发肿，治宜先去湿热，次用败毒散八五，以解表邪。

腹　痛

小儿腹痛，其因不一，有饮食停滞而痛者，其候按之坚痛，身热恶食，治宜消化之剂，香砂丸一百十二、消导二陈汤五九，甚则以遇仙丹一百十三、乌犀丸一百二二下之。

有积痛者，则腹痛欲便，便下酸臭，便后痛减，或闭涩，其症面色痿黄，身热，不思乳食，足冷嗜卧，治宜遇仙丹一百十三下之，下后以小异功散五六和之。

有虫痛者，蛔虫长尺许或五六寸，居胃脘之间，动则吐清涎，扑身啼哭，面黄唇白，时痛时止，治宜安虫饮一百二三、乌梅丸一百二四。

① 加减肾气丸一百二一：本书下卷"幼科诸方总录"中缺此方亦缺此序号。

又有一虫，形如细丝，或饮食中误吞油发所变，亦居胃中，动则腹中刺痛不可忍，并用使①君子丸四三。

又有血鳖②，动则刺心而痛，面黄肌瘦，能食，治宜追虫取积散一百二五下之。

如火痛者，口中气温，面赤壮热饮冷，治用泻黄散利之一百二十。

寒痛者，口气冷不思饮食，呕逆，泄泻，此寒水侮土也，治用六君子十四加炮姜、肉桂，甚则加附子。

虚痛者，消导后，其腹尚痛，按之不痛是也，治用小异功散五六补之。若痛连两胁，乃肝木乘脾也，用四君子八九加柴胡、芍药主之。

诸 热

经曰：阳盛则外热，阳虚则外寒；阴虚则内热，阴阳相胜则寒热往来。又曰：阳不足则先寒后热，阴不足则先热后寒；阴阳不归其分，则寒热交争也。发热治法宜辨所因，有因伤风而热者，头痛，鼻塞声重，喘嗽痰涎，恶风，手背热，治宜芎苏散八三表散之。有因伤寒而热者，初发头疼目痛，身体拘急，耳聋，胁痛，恶寒发热，治宜麻黄桂枝汤一百二六表之。有因疫疠而热者，皆由元气不

---

① 使：原作"史"据文义改。
② 血鳖：指瘀血与痰饮、内寒相搏，聚块成形，如鳖如钱，上下不定，属瘕病范畴。

足，感乖疹①之气，治宜正气散一百十四、败毒散八五、十神汤一百二七、五瘟丹一百二八、截瘟丹一百二九。有因中暑而热者，长夏湿热之令，人感之则四肢困倦、精神短少、胸满气促、乳食不思、身热头疼、自汗烦渴。经曰：静而得之为中暑，动而得之为中热。中暑者用清暑益气汤七六，中热者黄连香薷饮八四、十味香薷饮一百三十。夹食者本方加消导药，暑泻六和汤六一、益元散一百三一。有因注夏②而热者，皆由脾胃不足，被热伤元气，则肢体怠惰、四肢痿弱、嗜卧发热、精神疲倦、饮食少思、口中无味、小便赤涩、大便不利，名曰注夏，治宜补中益气汤八十去升柴，加炒黑黄柏、麦门冬，又生脉散一百三二主之。有因感湿而热者，或处□湿之地，或汗湿沾衣，或恣饮酒浆，柑瓜之类而得者，治宜渗湿汤一百三三、茵陈五苓散一百三四、羌活胜湿汤一百三五。

又曰：湿在上，宜微汗之；在下宜利小便，使上下分消，其湿自除也。有心热者，额赤心烦，手心热或壮热饮水，哕恶，巳午时益甚，导赤散二。有肝热者，右颊赤，便难，转筋，寻衣捻物，多怒，多惊，寅卯时益甚，泻肝散一百三六）。脾热者，鼻赤，倦怠嗜卧，身热饮水，遇夜益甚，泻黄散一百二十。肺热者，右颊赤，手掐眉目，喘咳，日西热甚，泻白散一百三七。肾热者，颊赤，足热甚，

① 乖疹：不顺、不正之义。
② 注夏：即疰夏。

骨酥如虫蚀，夜间益甚，六味地黄丸四二。气虚发热者，气短不续，面色青白，自汗，乳食少思，手足指冷，午前热甚，治宜小异功散五六、补中益气汤八十。血虚发热者，发热恶寒，面颊赤色，唇白鲜红，四肢无力，午后热甚，治宜四物汤一百三八，又地黄丸四二，滋肝肾。骨蒸热者，身体虚羸，遇脱①发热，微汗方止，用补中益气汤八十加地骨皮、青蒿、鳖甲，又六味地黄丸主之四二。

又有表热者，阳盛则外热，以手轻扪之则热，重按之不热，此皮肤血脉之热，热在表也。壮热恶风寒，为元气不足，表虚热也。壮热不恶风寒，为外邪所客，表之实热也。里热者，以手按至筋骨分则热，轻手则不热，此筋骨之热，热在里也。壮热烦渴，饮水溺赤，便结，里实热也；壮热饮水溺数，里虚寒也。又有变蒸之热，轻则发热微汗，其状似惊；重则壮热吐泻，烦渴啼哭，此变蒸也，不须用药。

凡治诸热，宜用温平之药和其里，则体热自除；但不可用大②寒之剂攻之，热退则寒起，变为他症，慎之。

痓 病

诸痓项强，皆属于湿；诸暴强直，皆属于风。痓之为病，湿为本，风为标。然小儿痓病，多因惊骇停食，或乳

---

① 遇脱：发生脱证之时。

② 大：原作"天"，据文义改。

母六淫七情、饮食失宜所致，更当审之，兼治其母。

若面目赤色，无汗恶寒，牙关紧急，肢体反张，一身强硬，痰涎壅盛，小便赤涩，终日不苏。先谵语而发者，名刚痓，风性刚急故也。若大便滑泄，不语不渴，有汗，不恶寒，先四肢厥冷而发者，名柔痓，湿性柔和故也，并以小续命汤一百三九。刚痓去附子，柔痓去麻黄。

若壮热谵语，口渴，手足微冷，大便溏泄，此兼刚柔，如无汗用葛根汤八二，有汗用桂枝加葛根汤一百四十。

若痰壅气盛，用南星、半夏、茯苓以清痰，枳实、陈皮、紫苏以顺气。热轻者，用败毒散八五，热盛者，用小柴胡汤一百四一。刚痓内热便秘，用大承气汤七八下之，大柴胡汤一百四二解之。柔痓用附子理中汤四温之，六君子汤十四、补中益气汤八十补之，若延绵则难治也。

又有大病后，筋脉挛急而为角弓反张，此血脱无以养筋，不可作风治，宜用黄芪、当归煎服，又四物汤一百三八加附子、防风、羌活。

诸　血

经曰：肺朝百脉之气，肝统诸经之血。盖荣血者，水谷之精气也，灌溉脏腑，调和百脉。若脾胃有伤，荣卫虚弱，行失常道，故血妄行，满胃上溢为吐血，满肺上溢为衄血。又吐咯血者，出于肾也；咳嗽血者，出于肺也；降下则便血、溺血，未有不因热而得也。治法：若气血虚者，用四君子八九补之，气血两虚者，四物汤一百三八加参术。肾虚者，六味地黄丸四二。肺胃热者，犀角地黄丸一百四三、黄连解毒汤一百四四。衄血者，此脾胃传热于肺而不能统也，宜用六君子十四加桔梗、当归、山栀、黄芩。吐血者，胃中积热也，麦门冬饮一百四五、清胃汤一百四六、犀角地黄丸①一百四三。若血去多，烦躁，脉洪大，按之如丝，寻衣撮空，无气以动，乃血脱也。经曰：血脱益气，宜用加减八味丸一百四七，又独参汤加附子。

便血者，粪前见血为近血，乃大肠积热也，用黄连解毒汤一百四四加炒槐花。粪后见血者为远血，乃胃中积热，用清胃汤一百四六；久不止者，用补中益气汤八十加黄连。

溺血者，如实热用清心莲子饮一百四八，虚热用六味地黄丸四二；若禀赋②肾燥者，用六味地黄丸四二。乳母积热者，用加味清胃散一百四九，郁怒者，加味小柴胡汤一百五十，忧思者，加味③归脾汤一百五一，俱加漏芦，子母并服。

凡治失血，当审气血虚实，病因随经施治，不可见其血盛以为热剧，过投凉药，使血得寒不能归源而妄流，其色紫黯而凝滞也。

汗

夫汗者心之液，乃湿热相搏而为汗也。其自汗者，无

---

① 丸：本书下卷"幼科诸方总录"作"汤"。
② 赋：原作"父"，据文义改。
③ 味：原作"胃"，据本书下卷"幼科诸方总录"改。

时而出，动则为息，属阳虚，胃气之所司也。盗汗者，寝中通身如浴，觉来方知，属阴虚，荣血之所主也。自汗宜补阳调卫，补中益气汤八十加麻黄根、浮小麦、麦门冬；盗汗宜补阴降火，四物汤一百三八加软黄芪、浮小麦、黄连。

又有脾虚泄泻，自汗、身冷而出有时，遇泻则无，泻过则汗。此症大虚，治宜六君子汤十四、附子理中汤四主之。有肺虚自汗，因久嗽肺气虚，上壅而汗出，治宜补肺调脾为主。有慢惊自汗，其冷如水，最为恶候，治同慢惊；有因伤风、医过、表散致表虚自汗者，宜保元汤二六主之。

黄 疸

《内经》曰：黄色属脾。盖小儿黄疸，皆由饮食所伤。又湿热之气，蕴积于脾胃，蒸发而成也，其候面目、指爪、小便、遍身着物皆黄是也。治宜去脾家湿热积滞，丑补散八六、遇仙丹一百十三之类。湿甚者，茵陈汤一百五二利之。又有爪目不黄而遍身皆黄溺赤者，乃脾湿胜而为之黄病，治宜泻黄散一百二十等主之。有病后脾虚发黄、肢体浮肿者，宜六君子汤十四加茵陈主之。

时 毒

小儿时毒，因感四时不正之气，致头面耳项赤肿，寒热头痛，状如伤寒。若邪在表，用葛根、甘草、赤芍、升麻、牛蒡、羌活、柴胡、防风、荆芥、薄荷。邪在里，用大黄、山栀、牛蒡、枳壳、郁金、升麻或用防风通圣散一百五三①。

耳 聋

肾通窍于耳，由风邪乘于手太阳，邪随其经，入于耳内，邪正相搏，气停塞滞，不能聪听于声音也，用通鸣散一百五四、菖蒲丸一百五五。又有禀肾气不足，或大病后而耳聋者，用六味地黄丸四二加黄柏、知母、枸杞。

齿 病

小儿齿病者，由风热邪毒所致，则宣烂臭气有血，治宜清胃汤一百四六加石膏；又甘露饮一百七七，又用肥皂一个，去子，满□盐在□，炭火烧，烟尽，放冷为末，揩患处，有涎吐出。

口疳疮

此症皆由胎中受热，或恣食肥甘炙煿而成口疮，或疳生走马，甚致齿龈黑烂，腮颊穿破。治法先去积热，用导赤散二合清胃散一百四六、消毒饮一百五六。若乳母厚味七

① 一百五三：原为"一百五六"，据本书下卷《幼科诸方总录》改。

情，致儿为患者，用加味清胃散一百四九加漏芦，母子俱服。又疮生于口两角，开口则裂痛，此脾家积热也，用当归散一百五七。又因滞颐涎满口出，浸渍颏□角生疮，用桑根皮汁涂之。

重舌木舌

重舌者，近舌根生，形如舌而小也。木舌者，其舌肿硬，渐渐粗大，塞满于口，皆心脾极热而然也。用朴硝、紫雪、白盐同研，每半钱，竹沥井水调敷。

重腭重龈

重腭者，口中上腭薄，皮肿起如囊盛水。重龈者，牙床肿起，如核是也，以针刺破去血，用蒲黄敷之。

滞　颐

滞颐者，涎流出而积于颐间也。脾之液为涎，脾胃虚冷，不能收制其津液，故流出于颐也，温脾丹一百五八主之。

鹤　膝

此候皆由禀受肾气不足，血气不充，故肌肉瘦瘠而腿细小，其膝肿大，伸屈艰难，如鹤膝之状。故曰：肾虚则精髓内耗，肤革不荣，易为邪气所袭。治宜驱风散一百五九，又地黄丸四二加牛膝①、鹿茸主之。又有泻痢久而为是症，㿗肿红赤，作痛成脓，以补中益气汤八十固脾土为主，愈。又有肿硬不痛色白者，不治也。

便浊

白浊者，尿白如米泔状也。因乳哺不节，致伤脾胃，故清白不分而溺白也，久则成疳，治宜人参、甘草、当归、木通、猪苓、赤芍药、赤茯苓、青皮、川萆薢主之。如赤浊者，心热下流渗入于胞，治用生地黄、小蓟、木通、山栀子、赤芍药、滑石、甘草、黄柏、淡竹叶、赤茯苓、车前草叶，水煎服。

遗尿

经曰：肾与膀胱之气虚寒，不能约致津液，故睡中遗出，或常常遗出不觉，《内经》谓膀胱不约为遗溺。用破故纸散一百六十、鸡肠散一百六一。若脾肺气虚者，用补中益气汤八十加破故纸、山茱萸。若禀赋肾与膀胱虚者，用六味地黄丸四二。

诸淋

淋者，肾与膀胱热也。其淋有五，砂淋者，肾主水，

---

① 膝：据文义，疑为"膝"。

水为热结，化为砂石，内塞水道，痛引膀胱，砂出痛止。用五淋散一百六二。

气淋者，肺气塞热，小腹胀满，小便涩滞而痛。宜清肺为主。

血淋者，心热血散，失其常道，渗溢入胞，五淋散一百六二加小蓟、滑石、车前子。

寒淋者，膀胱气冷与正气交争，寒气胜，发寒战而后溺，八味丸一百六三。正胜则寒战解而溺，溺止少涩，小腹连茎中痛甚者，溺白如膏，一名膏淋，六味肥儿丸四八。

若因乳母情欲厚味积热，传儿为患者，用柴胡栀子散一百六四、加味清胃散一百四九。若禀肾热为患者，先用五淋散一百六二，又地黄丸四二。又心热者，用清心莲子饮一百四八；肾热者，六味地黄丸四二；肝热者，柴胡栀子散一百六四；脾热者，泻黄散一百二十；脾虚者，小异功散五六；脾气下陷，补中益气汤八十；肺实热者，泻白散一百三七；肺虚热者，小异功散五六加炒黑山栀。此五脏蓄热所致而治也，甚不可轻用寒凉之药以损胃气。

大便不通

小儿大便不通，乃肺与大肠有热，热则津液少而便秘，用四顺清凉饮八一，又润燥丸一百六五。若积滞不通者，遇仙丹一百十三，血虚燥热不通者，柏子仁膏一百六六。若乳母情欲郁火或厚味积热传儿为患者，用加味清胃汤^①—百四九，子母并服。若禀赋怯弱而便难者，用六味地黄丸四二。

小便不通

小便不通，由肺燥热不能生水，治当清肺中之热而滋水之化源，用黄芩、黄连、天花、知母、麦门、茯苓、木通、甘草。若脾湿气不升，治当健脾土而生肺金，先泻黄散—百二十，又六君子汤十四。若膀胱有热涩其流，用金沙散—百六七、五苓散五八加木通、车前子。若脾胃气虚不能通调水道者，补中益气汤八十加肉桂。若禀肾虚阴燥者，六味地黄丸四二。若乳母厚味积热者，加味清胃汤^①—百四九，子母并服。一儿脾虚痞满，小便不通，用白术、泽泻、人参、茯苓、滑石愈。

梦　泄

一儿十五岁，怔忡梦泄，面白肌瘦，用补中益气汤八十加麦门、远志、黄柏。又六味地黄丸四二料^②，加黄柏、牡蛎间服。又佛座须丸—百六八渐愈。

诸　疮

小儿疮疥，皆由内外积热所致。若遍身肥疮胀痛，脓

---

① 汤：下卷《幼科诸方总录》作“散”。

② 料：以此为基础。

水淋漓，肢体虚浮，此脾肺湿热也，泻黄散一百二十、四顺清凉饮八一、水银膏一百六九。若疮疥干痒，爬搔不宁，此风热与血热相搏，用柴胡清肝饮一百七十、当归和血饮一百七一、大枫子膏一百七二。又头疮常有脓血湿汁，经岁不愈，用松香、苦参、黄连各五钱，大黄、胡粉、水银、枯矾、蛇床各三钱，为末，腊猪油调搽。如头长生软疖，用鳖甲煅为末，飞面和匀，醋调涂上。

附　胎毒疮

胎毒之由，皆由娠母七情六欲妄动，辛酸煎煿多尝。丹溪谓：胎毒疮，不宜服药。乳母调适得宜，乃不药之药也，信哉。

一儿患胎毒流注，余先以发解之剂，起者以铁箍散一百七三①围之，又以参芪托里散一百七四成脓毒化愈。

一儿患胎毒疮，遍体溃烂，余以甘草、苦参、防风煎汤浸青布衣二领，晒干，令儿换著身上，内服清解之剂。

一儿患胎毒疮，久稍愈。面色枯白，疮痕少神，余谓毒尽外出，宜补益之。否则元气脱绝，慢脾不治，以保元汤二六加当归、芍药、金银花治之愈。

胎毒发丹

皆由胎毒内伏，或频浴热汤，或久卧火坑，或乳母过

---

① 一百七三：原作"一百十三"，据本书下卷"幼科诸方总录"改。

食煎煿辛辣，或七情内郁助邪为患。或发于头面，或发于四肢胸背。色赤，游走不定，治以砭法，先宜发解，必犀角消毒散①一百七五②、大连翘饮三，中病即止。

一儿患此，外势虽轻，二便秘结，乳食减少，余谓毒在脏，以百解散二四发出，其势虽重，而内症悉平，以大连翘饮三及砭法愈。

一儿伤食发丹，大便秘结，用保和丸一百十一、四顺清凉饮八一通之愈。

赤游火丹

此候皆由内有积热熏蒸，外被风热毒之气所干也。搏于血气，则皮肤赤肿，行走不定。若重者随血气虚处，则流注焮肿。赤色如火灼，或成脓，或乳母爱食煎煿辛热，致儿患此。若游走入腹入肾亦能杀人，宜速治之，用升麻、黄芩、连翘、大黄、朴硝，水煎服。

又方用郁金、甘草、桔梗、天花、葛根、薄荷煎服。用生地黄、赤芍、当归、川芎、荆、防、黄芩煎服。

又方用马齿苋杵烂敷之。

又方螺蛳肉捣烂绞汁涂上。又水中苔敷上。又蓝叶杵烂敷上。又有风块游走遍体，或赤或白，或痛或痒，由风热毒于血气相搏而生也，用升麻葛根汤八二加荆、防、薄荷。

---

① 散：原作"饮"，据下卷《幼科诸方总录》改。
② 一百七五：原作"一百五七"，据下卷《幼科诸方总录》改。

天疱疮即燺浆疮

由风热毒气客于皮肤,搏于血气而生。始生如汤荡作泡,皮破浆出成疮,用地黄膏一百七六涂之。或用柏叶捣汁半盏,水解服之。

解 颅

解颅者,儿生下囟大,头缝不合,如开解。肾主骨而脑为髓海,肾气有亏,则脑水不足,故不合也。钱氏用六味地黄丸四二、调元散一百七八。仍用南星末醋调,傅以绯帛焙热贴之。

囟 填

囟填,囟门肿起也。由乳哺不节,饥饱失时,或寒热乘于脾胃,致脏腑不调,其积热气上冲于脑,故填胀囟突而高,如物填其上也。治宜大连翘饮三或泻青丸一百七九主之。

囟 陷

囟陷如坑者,由病久气血虚弱,不能上冲于脑髓也。治宜固真汤二一,又狗骨炙为末,鸡子清调敷之。

天柱骨倒

天柱骨倒,乃项软也。由真气虚弱,客邪侵袭风府,传于筋骨，则项软垂下而无力也。治宜祛风散一百八十、调元散一百七八，又附子南星等分为末，姜汁调贴患处。

五 软

五软者，头软、手软、肌肉软、脚软、口软是也，皆由胎气不固，生下精髓不充，又为六淫所袭而为之也。

头项软者，肾主骨，肾虚所致也。或因吐泻久，脾弱而得者，补脾胃为主，六君子汤十四加肉桂、炮姜。风邪侵袭者，祛风为主。

手软者，两手筋缩，不能舒伸，无力以动也。宜薏苡仁、当归、秦艽、酸枣仁、防风、羌活、荆芥等分为末，蜜丸，芡实大，白汤化下。

脚软者，骨髓不满，气血不充，筋弱不能束骨而行迟也，宜地黄丸四二加牛膝、五加皮、鹿茸、虎胫骨为主。

身软者，肉少皮宽，饮食不为肌肤也，宜补脾胃为主。

口软者，心神不足则舌本不通而不能言语也，宜人参、石菖蒲、麦门冬、远志、川芎、当归各二钱，乳香、朱砂各一钱为末，蜜丸，米汤化下。又有禀气不足，则髓不能充骨而齿不生者，宜十全大补汤一百八一加知母、黄柏主之。

五 硬

头项四肢强直冰冷，乃肝受风邪也，宜小续命汤一百三九主之。如手足皆硬，用何首乌、五灵脂、川芎、天麻、蝎梢、薄荷、防风、甘草各等分为末，每服用桃柳条煎蜜汤调下。

龟 胸

此症皆由客感风热，凝注为痰，停滞心胸，咳嗽喘促，肺气胀满，攻于胸膈而渐成龟胸。或乳母过食辛辣，或夏哺热乳，亦成斯症，治宜用宽气化痰丸一百八二主之。

龟 背

此症皆由小儿失于护背，客风吹背传入于髓，故背突如龟壳之状，或强令坐早，或咳嗽久，肺气虚，肾无生气，肾主骨，风寒乘虚而入于筋骨。其邪凝滞，精血不能流通，故背骨皆凸出而驼。治法先驱风健脾兼滋阴壮水为主，得肺气足而生水，精髓固而流通则愈，终不能脱然如故。钱氏内用松叶丹一百八三，外以乌龟尿点脊中缝中，神效。

恶核瘰疬

皆由风热毒气所干，与血气相搏，郁结成核，如贯珠于耳项之间，不消不溃。若复客风热搏于津液，则溃化脓血，此属肝胆二经部分，治宜滋肾水清肝火，皂角子丸一百八四。若肝疳积所致用六味肥儿丸四八。若脾虚而肝木乘之，面色青白，用小异功散①五六加芜荑、柴胡、芎、芍；若溃而不敛，乃气血虚也，用益气养荣汤一百八六；外用松香、海螵蛸为末，香油调搽。

痱 疮

痱疮，俗名痦子，其状如粟粒芥子，色赤而痒，搔之亦能成疮。夏月多生头面或遍体，皆由盛热汗出而腠理开，被风热毒气干于血气而生也。用冰片一分，黄柏五钱，白面二两，腊茶一两，俱为末，以新绵揾□扑上；破者，敷之即愈。

黄水疮即浸淫

皆由湿热与血气相搏，而其疮初生碎小，后有浓汁浸淫渐大，浓汁著处，便湿烂成疮，用二黄膏敷之一百八七。

---

① 散：原无，据下卷《新刻幼科诸方总录》补。

诸　方②

一　**犀角解毒汤**治胎热丹毒

犀角　生地黄　牡丹皮　赤芍　白芷　甘草　连翘
防风　荆芥　木通

水煎服。

二　**导赤散**治胎热、小便黄赤

生地黄　木通　甘草　竹叶　或加黄芩

三　**大连翘饮**治胎热等症

连翘　归尾　赤芍　木通　甘草　防风　荆芥

胎热加生地，胎黄加茵陈，目赤加黄连、丹皮，咽痛
加玄参，便秘加大黄、枳壳，小便赤加栀子、淡竹叶、车
前，惊啼加蝉蜕、灯心、薄荷。

四　**理中汤**治胎寒

干姜　白术　人参　甘草

加附子名附子理中汤。

---

① 新刻幼科诸方总录：原书卷端作"新刻幼科诸方总录卷之下"。
② 诸方：原无，根据内容补。

五　钩藤膏治内吊、肚疼

没药　乳香各二钱　木香　姜虫①各四钱

上为末，蜜丸如豆大，钩藤汤化下。

六　猪乳膏治胎风、胎惊

牛黄、朱砂各少许，取猪乳调，抹儿口中。

七　地黄茵陈汤治胎黄

生地黄　当归尾　赤茯苓　天花粉　茵陈　赤芍　猪苓　泽泻　甘草

水煎服。

八　撮风散治脐风撮口

朱砂　僵蚕　蝎尾各一钱　麝香少许　赤脚蜈蚣一条，去足，炙黄色

上为末，竹沥调下一匙。

九　二虫丸治三朝脐风

僵蚕二钱　牛黄一分　麝香五厘　郁金四分　雄黄五分　蜈蚣三钱，去头足，炙黄

共为末，灯心汤为丸，如粟米大，灯心、薄荷汤送三丸，看急又吞三丸。

十　备急方治夜啼内钓②

煎葱汤，淋洗其腹。又用熟艾，纸上烘热，以帕子包，熨脐腹间，频换，其痛渐止。

---

① 姜虫：据文义，疑为"僵蚕"。下同。
② 钓：据文义，应为"吊"。

十一　**芍药汤**治夜啼及泄泻

白芍　泽泻　甘草　薄荷　木香　大茴　吴茱萸　生姜盐水拌炒

水煎服。

十二　**苏合丸**治吐泻、惊痈、牙关紧硬，不省人事

青木香　诃子皮　安息香　白檀香　麝香　龙脑　熏陆香　白术　朱砂　犀角　沉香　荜拨　丁香　香附各二两　苏合香油

共为末，用安息香以酒熬成膏，同前苏合香油和蜜调剂，每服旋丸梧子大，温水或酒化下一丸。

十三　**琥珀抱龙丸**治夜啼、惊风

琥珀　天竺黄各二钱半　麝香二分半　茯神五钱　雄黄神砂各五钱　牛胆南星五钱

共为末，炼蜜为丸如梧大，每薄荷汤送下一丸。

十四　**六君子汤**治脾胃虚寒等症

陈皮　半夏　人参　茯苓　白术　甘草

姜枣煎服。

十五　**安神丸**治心血不足、惊悸

人参　半夏　枣仁　茯神各三钱　当归　橘红　赤芍各二钱　□□□五粒　甘草炙，一钱

上为末，姜汁糊丸，芡实大，每用一丸，姜汤下。

十六　通关散治急惊

南星一钱　牙皂两条　姜虫一钱　赤脚蜈蚣一条，炙　麝香少许

上为末，生姜汁拌，擦牙或滴入药二三点，一吐出涎，关自开。

十七　探生散治惊风

牙皂三钱　细辛　川芎　白芷各二钱　麝香少许　踯躅花一钱半

上剉，晒为末，用灯心蘸药点入鼻内，得嚏可治。

十八　截风丸治惊风痰搐

天麻　姜虫　南星各二钱　蜈蚣一条　白附一个　防风　朱砂　全蝎各一钱　麝香少许

为末，蜜丸梧子大，每一丸薄荷煎汤化下。

十九　定搐散治急惊

麻黄　南星　姜虫　白附　羌活　赭石　蜈蚣一条　蝎梢　姜黄　朱砂各一钱　麝香五分

为末每一字，荆芥、紫苏汤下。

二十　牛黄抱龙丸治一切急慢惊风

胆星八分　雄黄□钱半　天竺黄二钱半　僵蚕□钱　朱砂一钱半　人参一钱半　茯神一钱半　牛黄三分　麝香五分　天麻三钱　钩藤五钱

上为末，甘草膏为丸，芡实大，朱砂为衣，薄荷汤
化下。

二一　固真汤治慢惊，四肢冷，不省人事

人参　附子　茯苓　白术　山药　黄芪　肉桂　甘
草炙

水一盅，加生姜三片，枣一枚，煎服。

二二　消暑清心饮治中暑惊搐

香薷　泽泻　扁豆　黄连　薄荷　猪苓　厚朴　干葛
赤苓　甘草

水煎服。

二三　辰砂五苓散治伤暑发惊搐

朱苓①　宅舍泽泻　白术　茯苓　肉桂　辰砂

水煎服。

二四　百解散治因胎毒发惊搐，及一切伤寒疫疠，寒热不问，
六经两感并治

羌活　独活　全胡②　柴胡　升麻　干葛　甘草　桔
梗　枳壳　川芎　赤芍　茯苓　陈皮　苍术　藿香　半夏
厚朴

姜三枣二水煎服。

二五　牛黄镇惊丸治因惊发搐等症

雄黄四钱　胆星六钱　朱砂三钱　麝香六分　牛黄七分

---

① 朱苓：据文义，应为"猪苓"。

② 全胡：即前胡。

冰片一分半　犀角一钱　赭石一钱　珍珠一钱　天竺黄四钱

铁孕粉[①]一分

上为末，甘草、钩藤煎水为丸，绿豆大，金箔为衣，薄荷汤磨化下。

二六　保元汤治因汗多□慢惊症

黄芪三钱　人参一钱　甘草　生姜三片　枣子一枚

水煎服。

二七　镇心丸治因客忤惊搐症

远志二钱　雄黄二钱　铁粉二钱　琥珀二钱　辰砂一钱

麝香五分

枣肉丸黄豆大，金银箔为衣，每一丸麦门冬煎汤化下。

二八　姜半散治吐不止，将成慢惊

半夏二两，姜制，锉如豆大　生姜去皮，三两，切片如绿豆大

肉桂去皮，二钱

上姜半共炒，令香熟下桂，再砂，微有香气取出，去桂，以绵纸掷地上，出火气为末，每用二钱水一盏煎半盏，陆续服。

二九　抱龙丸治阳痫

天竺黄四钱　胆星八钱　麝香一钱　雄黄二钱　朱砂三钱

---

① 铁孕粉：据前后文义，应为"磁石"。《土宿本草》云："铁受太阳之气。始生之初，卤石产焉。一百五十年而成磁石，二百年孕而成铁，又二百年不经采炼而成铜，铜复化为白金，白金化为黄金，是铁与金银同一根源也。今取磁石碎之，内有铁片，可验矣。"

上为末，甘草膏为丸，如芡实大，朱砂为衣，薄荷汤化下。

三十　**五痫丸**治五痫

真朱①五分　雄黄五钱　朱砂二钱半　水银一钱三分　铅一两，化入水银内炒结候冷

上为末，蜜丸麻子大，每用三四丸，金银煎汤下。

三一　**六珍丹**治痫

雄黄　雌黄　珠□各一钱　丹砂五分　水□②□钱五分铅一钱，同水银熬

上为末，蜜丸如麻子大，每服五丸，姜汤送下。

三二　**治痫丸**治痫通用

用明矾、细辛各一两，共为末，用茶内子，煎膏丸如梧大，每用三钱，清茶送下。

三三　**心疳丸**

茯神三钱　芦荟三钱　琥珀三钱　黄连三钱　远志二钱钩藤二钱　虾蟆③二钱　菖蒲少许　麝香少许　赤茯苓三钱

上为末，粟米粉糊丸如麻大，每用十丸，薄荷汤送下。

三四　**宁心丸**

麦门冬去心，五钱　寒水石一两　白茯苓五钱　甘草五钱

---

① 真朱：据文义，应为"珍珠"。
② □：据前后文义，脱字疑为"银"。
③ 虾蟆：义同"蛤蟆"，下同。

牙硝五钱　山药五钱　朱砂一两　龙脑一字

上为末，炼蜜为丸，如芡实大，每服半丸，砂糖□磨下。慢惊用参术煎浓汁化下。

三五　肝疳丸

五灵脂二钱　夜明砂二钱　龙胆草一钱半　天麻二钱干蟾头三钱　全蝎二个　蝉蜕一钱半　川芎二钱　芦荟二钱黄连一钱　青黛二钱　□①风□钱半

上为末，猪胆汁浸□，如麻子大，每十丸薄荷汤□□。

三六　凉肝汤治肝痫

地骨皮　赤茯苓　半夏面炒　杏仁去皮　枳壳炒　生地川芎　黄连　天麻　熟地各一两　甘草炙，二钱半

上为咀片，每用三钱，姜三片、黑豆十五粒，水煎临卧服。

三七　大肥儿丸治脾虚，疳积泄泻

五谷虫一两　干蟾头煅，五钱　使君子肉　柴胡各五钱山楂肉一两　川黄连七钱　厚朴七钱　神曲七钱　胡黄连七钱青皮七钱　泽泻七钱　槟榔五钱　肉豆蔻五钱　人参□□　白术一两　山药一两　陈皮一两　蓬术一两　茯苓七钱　芍药七钱　川芎五钱　甘草五钱

上为末，蜜丸如弹子大，空心清米汤化下。

---

① 　□：据前后文义，脱字疑为"防"。

三八　调脾汤治脾疳

人参　白术　青皮　陈皮各一钱　柯子皮一钱　甘草炙，五钱　丁香二钱

上为一剂，水煎温服。

三九　清肺汤治肺疳

麦门冬　黄芩　当归　连翘　防风　赤苓　桔梗　生地　紫苏　甘草　全胡各五分　桑白□一钱

水煎服。

四十　化愚丸治肺疳

芜夷　青黛　芦荟　川芎　白芷　胡连　□①连　虾蟆灰各等分

为末，猪胆汁浸糊丸，麻子大，每二十，食后临卧，杏仁汤下。

四一　敛鼻散治肺疳

赤小豆　青黛　当归　瓜蒂　地榆　黄连　芦荟各等分　雄黄少许

为末，入鼻敛疮。

四二　六味地黄丸治肾疳

白茯苓　干山药　白泽泻　牡丹皮　熟地黄酒洗　山茱萸酒蒸，去核

上为末，炼蜜丸如梧子大，每空心热水化下五七十。

---

①　□：据前后文义，脱字疑为"黄"。

四三　使君子丸治蛔疳

使君子肉一两　川芎二钱半　甘草一钱半　厚朴　陈皮各一两　芍药五分

上为末，蜜丸如弹子大，白汤化下。

四四　疳痨丸治疳痨

人参　茯苓　甘草　当归　川芎　使君子　虾蟆灰　白芍　地黄　黄芪　柴胡　鳖甲　陈皮半分

各等分，姜枣煎服。

四五　退黄丸治疳肿①

青矾二两

锅内溶化，入陈黄米二升，用醋拌匀，慢火炒，令烟尽为度，加入平胃散三两同炒，少顷再入四苓散半料同炒为末，醋糊丸梧子大，每空心临卧陈米煎汤送下。

四六　褐丸子治疳胀

萝白子一两　青皮　陈皮　槟榔　赤苓　黑牵牛　五灵脂各五钱　木香二钱半　莪术五钱

为末，面糊丸，绿豆大，每十五丸，桑白、紫苏煎汤下或萝白汤下。

四七　疳积丸

使君子肉一两　虾蟆末□两　鸡硬肝内黄皮五钱，烧存性　五谷虫五钱　锅巴四两　人参　茯苓　黄连　山药各一两

---

① 疳肿：原阙，据文义补。

上为末，白糖霜四两调匀服。

四八　六味肥儿丸治疳积

川黄连　白芜荑　神曲　麦芽　厚朴各一两　木香五钱

上为末，蜜丸如弹子大，清米汤化下。

四九　疳泻丸

黄连　肉果　诃子肉　砂仁　茯苓各等分

为末，饭丸麻子大，每用五丸，米汤送下。

五十　布袋丸治疳泻

白芜荑五钱　山楂肉　使君子肉各一两　芦荟　雷丸各五钱　甘草　阿魏各三钱　人参　白术　茯苓各五钱

上为末，砂糖丸如弹子大，每用一丸，以绢袋盛之，用雄猪里脊肉四两，同煮熟，与儿食汁，次□仍前法再服。

五一　芦荟丸治丁奚、哺露

芦荟　人参　白术　茯苓　山药　木香　陈皮　青皮　麦芽　神曲　当归各三钱　槟榔二个　麝香少许

上为末，猪胆打面糊丸，如麻子大，或蜜丸，如圆眼大，清米汤化下。

五二　蚵皮丸①

五三　芷硝②散治马牙疳

白芷五钱　马牙硝一钱　铜青五分　麝香一字

---

① 蚵皮丸：根据本书中卷内容补方剂名，但无药物。
② 硝：原作"稍"，据前后文义改。

为末，干敷口角及擦齿上。

五四　千金肥儿丸<small>治小儿疳症，调脾胃、养气血、消积杀</small>
<small>虫、散疳热</small>

白术<small>土炒</small>　苍术<small>米泔制</small>　陈皮<small>去白</small>　甘草<small>炙，二两</small>　神曲
<small>四两，炒</small>　鹤风<small>五钱，炒</small>　雷丸<small>五钱，炒</small>　芦荟　使君子肉<small>各</small>
<small>一两，焙干</small>　夜明砂<small>淘净，焙，□两</small>　禹余粮<small>煅，四两，如无，</small>
<small>以蛇含五代</small>　川黄连<small>四两，苦参一两，烧酒□两，拌合一时，焙干</small>
<small>去参</small>　牡蛎<small>煅七次，童便淬，净洗，四两</small>　厚朴<small>用干姜二两，水拌令</small>
<small>润□，同炒干，去姜□□□两</small>　青蒿<small>四两，童便浸，晒干焙</small>　蛤蟆<small>三</small>
<small>只，蒸熟，焙干为末</small>　山楂肉<small>炒，□□</small>　鳖甲　胡黄连<small>各二两</small>

上各□□末，用红枣一斛煮，□□□□，黄芪八两，
当归四两，熬膏□□□为丸，如小豆大，用甘草末二两，
雷丸末、小茴香末各一两为衣。每服：八岁以下五十丸，
九岁以上七十丸，食前清米汤送下。如儿小不能吞丸药
者，清米汤浸化服。

治疳积眼。

胡黄连<small>五钱</small>　芙蓉花<small>阴干，四钱</small>　肉果<small>一筒，面裹，煨</small>

共为末，用赤雄鸡软肝一具，去筋膜入前药，捣丸如
弹子大，用白酒煮熟，分作三四次，空心温服。

五五　至宝丹<small>治五疳、八痢及积聚</small>

人参　砂仁　丁香　沉香　雷丸<small>各一钱</small>　木香<small>三钱</small>　大
黄<small>一钱半</small>　牙皂　草果<small>各八分</small>　巴霜<small>一钱</small>　白豆仁<small>二钱</small>

上为末，白酒药曲蛀屑糊丸，如粟大，每服一分，白

汤送下。

五六　小异功散治先泻后吐，脾胃虚冷

白术　茯苓各二钱　人参　橘皮各一钱半

姜枣煎服。

五七　黄连芍药汤治先吐后泻

黄连　芍药　猪苓　泽泻　白术　茯苓　甘草

五八　五苓散治吐泻

猪苓　白术　茯苓　泽泻　肉桂

白术煎服，去肉桂名四苓散。

五九　消导二陈汤□□□□消食

陈皮　半夏　茯苓　苍术　白术　砂仁　神曲　香附
麦芽

水煎服。

六十　加味二陈汤治夹暑伤寒吐泻

陈皮　半夏　茯苓　甘草　厚朴　香茹　黄连　山楂
麦芽　神曲　木通　泽泻

六一　六和汤治暑泻

陈皮　半夏　茯苓　甘草　藿香　厚朴　香茹　木瓜
扁豆　黄连

六二　胃苓汤治长夏吐泻

苍术　陈皮　厚朴　甘草　猪苓　泽泻　白术　茯苓

六三　参术二香汤治胃虚寒呕吐

人参　白术　甘草　藿香　丁香　炮姜

水煎服。

六四　助胃膏治胃气虚寒吐

人参　白术　茯苓　甘草　山药　木香　砂仁　丁香
藿香　炮姜

水煎服。

六五　葛半汤治胃受邪热，心烦呕吐

葛根　半夏　甘草　竹茹　黄连姜汁炒

水煎服。

六六　茹苓汤治伤暑吐泻

陈皮　半夏　茯苓　香茹　厚朴　扁豆　麦芽　车前
甘草

水煎服。

六七　醒脾丸调脾快胃

陈皮　半夏　厚朴　苍术　茯苓　草果

蜜丸米饮下。

六八　清金饮治伤风嗽吐

前胡　杏仁　桔梗　桑皮　半夏　甘草　旋覆花　薄
荷　陈皮

水煎服。

六九　消乳丸治伤乳呕吐

陈皮　半夏　茯苓　砂仁　麦芽　白豆仁

姜煎服。如胃寒吐，加丁香、藿香、生姜。

七十　藿香正气散治内伤脾胃，外感寒邪

紫苏　大腹　陈皮　桔梗　甘草　茯苓　半夏　神曲
厚朴　白芷　生姜　枣子

煎服。

七一　诃附丸治飧泄

诃子肉一两　附子五钱　灶心土一两

上为末，陈米糊丸，如粟大，清米汤下。

七二　十六味肥儿丸治脾胃虚弱

人参　白术　茯苓　山药　米仁　芡实　莲肉　甘草
陈皮　山楂　麦芽　砂仁　黄连　泽泻　芍药　连翘

各等分为末，蜜丸如弹子大，空心清米汤化下。

七三　健脾丸治脾虚身热

人参二两　白术四两　黄连一两　山楂肉二两　茯苓二两
山药二两　扁豆二两　苍术二两　芍药二两　陈皮二两　甘草
五钱　砂仁五钱　木香五钱

上为末，沙糖调米汤化下。

七四　矾石丸治洞泻

枯矾五钱　滑石五钱

上为末，神曲糊丸，如芥子大，每用六丸白汤下。

七五　香橘饼治积冷泻

木香　青皮各五钱　厚朴　神曲　麦芽各一两

上为末，蜜丸为饼，空心米汤□。

七六　清暑益气汤治伤暑烦热

黄芪　升麻　苍术　人参　白术　陈皮　神曲　泽泻
黄柏　当归　青皮　干葛　五味　甘草
水煎服。

七七　大温惊丸治惊泄

麦门冬五钱　代赭石五钱　酸枣仁一两　甘草五钱　桔
梗尾两钱半　金银箔六片　木香五钱　辰砂五钱　白术　茯
苓　□参各五钱　姜虫两钱半　全□□□
为末蜜丸，绿豆大，量儿大小服之。

七八　承气汤治里急后重，腹痛痢疾

朴硝　大黄各二钱　厚朴四钱　枳实三钱
去硝名小承气。

七九　木香槟榔丸治食积

黑丑头末二两　槟榔二□　木香五钱　大黄一两，半生
半熟
上为末，神曲、生姜汁糊丸，如粟米大，大小加减，
米汤送下，砂仁汤亦可。

八十　补中益气汤治形劳虚损

黄芪　人参　甘草　白术　归身　柴胡　升麻　陈皮
水煎服。

八一　四顺清凉饮除中焦热

当归　芍药　地黄　甘草
等分或加柴、芩、生姜。

八二　葛根汤治挟风邪，身热清涕

葛根　芍药　甘草

加升麻名升麻葛根汤。

八三　芎苏散治伤风发热，咳嗽头疼等症

川芎　苏叶　陈皮　半夏　甘草　桔梗　前胡　干葛
茯苓　枳壳

八四　香茹饮治暑热

香茹　厚朴　□□　□连
水煎服。

八五　败毒散又名人参败毒散，治积毒呕恶

柴胡　前胡　川芎　枳壳　羌活　独活　桔梗　人参
甘草　生姜

水煎服。

八六　丑补散治水肿胀满痢积

牛肉一斤，切片

先置于沙锅内，次下三棱、莪术醋□，再下吴茱萸四
两，汤泡，又芫花四两，醋煮数沸，滤出，又水浸一宿，晒干。用
水煮牛肉无渣为度，取出晒干，加木香一两，黄连一两，
共为末，每用三分，空心酒调下，五七服为率，大人用
五分。

八七　导滞汤治痢下气滞肛痛

当归　黄芩　黄连　厚朴　大黄　槟榔　□□
赤加甘草，白加姜。

八八　固肠饮治久痢不止

木香　黄连　当归　白芍　人参　白术　茯苓　甘草
诃子

水煎服。

八九　四君子汤治脾胃不调等症

人参一钱　茯苓二钱　白术二钱　　甘草□□　生姜三片
枣子一枚

水煎服。

九十　香连丸治赤白痢疾

木香煨,一两　□连吴茱萸炒,二两　乌梅肉瓦上焙干,
四钱

上为末,阿胶五钱剉炒服,水化为糊和为丸,如麻子
大,每用□□空心甘草汤送下;白痢,淡姜汤送下。

九一　补元散治泻痢久,脾胃虚,肢冷脉沉微

人参　白术　茯苓　附子　木香　肉豆
煎服。

九二　痢疾经验加减方

白术　茯苓　陈皮　甘草　木香　黄连　厚朴

里急后重加槟榔、枳壳、当归;食加山楂、麦芽、神
曲、青皮、砂仁或保和丸;小便赤涩,加滑石、车前子、
泽泻、山栀子、淡竹叶、木通;腹痛加芍药;暑热加香茹
饮、辰砂、六一散;挟外感加葛根、柴胡、川芎;风入
□□加防风、羌活;血痢加□叶、荆芥、地榆、阿胶;白
积加炮姜、□□黄;湿加苍术、茵陈;痢久,积尚未尽,

中气已虚，加人参、升麻、芍药、诃子、陈仓米；痢久脱肛色赤而痛者用补中益气汤送下香连丸，又以蓖麻子仁研贴顶心；又以诃子肉、赤石脂、龙骨、海螵蛸等分为末，猪胆调涂肠头上，以绢揉入。

九三　姜茶散治赤白痢初起如神

芽茶三钱　生姜三钱　黄蜡一分　盐□叶七片

红多茶多，白多姜多，水一盏煎至四□，□，不止，再一服。

九四　四兽饮治虚疟

人参　白术　茯苓　甘草　陈皮　半夏　乌梅　姜枣

煎服。

九五　驱疟丹截疟去积理脾

草果　青皮　陈皮　白术各一两　川常山□　穿山甲土炒，一两　槟榔二两　鳖甲二两，醋炙　大黄三两，久蒸久晒　甘草五钱

上为末，炼蜜丸，如弹子大，以黄蜡封固，每用一丸空心好酒化下。

九六　人参养胃汤治疟寒多热少

陈皮　半夏　茯苓　人参　苍术　厚朴　藿香　草果　甘草

姜煎，热服。

九七　清脾饮治疟疾热多寒少，或□□□寒亦妙

青皮　厚朴　白术　草果　柴胡　茯苓　半夏　黄芩

甘草　姜枣

水煎服。

九八　绝疟丹

常山　槟榔各二两　草果一两　朱砂□□　□□□□

上为末，神曲丸，如黍大，每用三十丸，发□。

九九　天防汤治挟惊伤风

天麻　防风　钩藤　南星　甘草　薄荷　□　柴胡

桔梗　□通

水煎服。

一百　葛柴汤治夹食□风

葛根　柴胡　紫苏　陈皮　甘草　茯苓　□□　山楂

麦芽　神曲　枳壳

嗽加桑皮、前胡、□①活、防风。

一百一　清肺丸治痰嗽

白术一两　茯苓一两　陈皮一两　薄荷叶五钱　南星一两

桑皮一两　细辛五钱　甘草一钱　桔梗一两

上为末，蜜丸如弹子大，灯心汤化下。

一百二　清痰降火汤

贝母　陈皮　甘草　茯苓　桔梗　知母　天花粉　黄

芩　杏仁　麦门冬

水煎服。

---

①　□：据前后文义，脱字疑为"羌"。

一百三　人参清肺饮

人参　白术　茯苓　甘草　贝母　麦门冬　款冬花
五味

水煎服。

一百四　滋阴降火汤治肾水不足，火炎无制而结为痰嗽

当归　地黄　白芍　知母　黄连　天花粉　茯苓　甘
草　麦门冬　灯心　莲子

煎服。

一百五　参苏饮治风邪气郁生痰

人参　苏梗　陈皮　桔梗　前胡　半夏　□□　茯苓
木香　□壳　甘草　生姜

煎服。

一百六　疏风顺气汤　□寒□

紫苏　葛根　桑皮　前胡　麻黄　杏仁　甘草

水煎服。

一百七　治火喘汤

黄连　黄芩　甘草　防风　天花粉　旋覆

水煎服。喘定后加麦门冬、知母、芍药。

一百八　参术调中汤治虚喘

地骨皮　麦门冬　人参　白术　茯苓　甘草　五味子
桑白皮

白水煎服。

一百九　加减二陈汤治痰嗽诸症

陈皮　半夏　茯苓　甘草

热嗽加天花粉、知母、黄芩；风乘肺加桑皮、杏仁、前胡、桔梗；火乘肺加玄参、山栀子；风痰加南星、白附子、天麻；寒痰加炮姜；热痰加黄芩、青黛；湿痰加苍术；食积痰加山楂、麦芽、枳实；脾虚痰加人参、白术。

一百十　痫惊丸治惊积

天竺黄　滑石各一钱半　牛黄□□　半夏　轻粉各一钱　天麻　朱砂　青黛　□地　蚯蚓粪各二钱　雄黄　山楂　白附子各二钱五分　蝉蜕　全蝎　姜虫各七枚　□□草□□各五分　麝香八分　金箔二十片

□大，分□。□砂、滑石、青黛、雄黄各为衣，每一岁至□至九岁，服七丸；十岁至十三岁服十丸，白□。

一百十一　保和丸治饮食所伤，胸腹饱胀

山楂肉一两　半夏六分　茯苓　陈皮　连翘各三钱　萝白子二钱　麦芽二钱

上为末，另用神曲、生姜汁糊丸如粟米大，大小加减米汤送下，砂仁汤亦可。

一百十二　香砂丸治小儿停食不化

三棱　蓬术　香附　槟榔　青皮各一两　山楂　麦芽　神曲　陈皮各二两　砂仁　木香　白□仁各五钱

上为末，蜜丸如弹子大，米汤化下。

一百十三　遇仙丹治诸般积聚

大黄　三棱　蓬术　牙皂　茵陈　枳壳　槟榔各四两

黑牛头末四两　木香一两

上为末，用大皂夹打碎去子，煎浓汁煮面糊丸，如绿豆大，每用钱半，白汤下。

一百十四　正气散治疟母初起，先以此发散

陈皮　半夏　茯苓　柴胡　葛根　紫苏　厚朴　青皮槟榔　草果　山楂

煎服。

一百十五　阿魏丸 治痞

黄雄鸡硬肝☐　五灵脂☐☐　☐　乳香　没药　阿魏☐　全

上为末，醋打大麦芽末为丸，粟米大，每用二十丸，空心好酒送下。外以黄丹、朴硝、大蒜共捣烂，☐纸贴患处。一饭时即去，不然皮起泡烂。

一百十六　阿魏膏治小儿癖痞

羌活　独活　玄参　官桂　当归　青皮　赤芍药　草乌　半夏　生地　蓬术　草果　大黄　穿山甲炒　白芷红花　川☐　土木鳖二十个，研　水红花子各五钱　急性子五钱　巴豆六十粒，研　蓖麻子六十粒，研　独大蒜一两

上锉，用香油一斤四两，煎白芷焦色，滤去渣加葱姜，自然汁各一小盏，沸去水，入乱发一团，煎化，徐下黄母一斤二两、松香六两，煎软硬得中，离火入芒硝、阿魏、乳香、没药各五钱；麝香、人言各三钱，成膏贴右肋下穴，烘双手熨一百二十余，手出微汗妙。

一百十七　　人参安神丸_{治心血不足，振悸不眠}

麦门冬三钱　人参二钱　当归三钱　黄连二钱　酸枣仁二钱　生地三钱　朱砂二钱　茯神二钱

上为末，猪心血丸如芡实大，朱砂为□灯心汤下。

一百十八　　人参竹叶汤_{治胆虚不眠}

门冬　人参　☐　麦　粳米　姜　☐

一百十九　　五子五皮饮

苏子　山楂子　萝白子　葶苈子　香附子　桑皮　大茯①皮　茯苓皮　生姜皮　橘皮

一百二十　　泻黄散_{治湿热肿胀}

黄连　茵陈　黄柏　黄芩　□□苓　山栀　泽泻

水煎服。

一百二一　　加减肾气丸②

一百二二　　乌犀丸_{治饮食停滞，腹痛惊疳，积聚，小便如泔，遍身疮疖，或渴或吐或泻等症}

巴豆一百单八个，去心膜用沉香水浸过，橘皮一两，去白切片。将巴豆拌和，受晓露七夜，文武火炒令黑色，拣出巴豆，令去油尽，苍术六钱，去粗皮浓煎，犀角水浸，受太阳七日晒干，微炒。遂将橘皮同碾为末，将巴豆和入末□□碾匀，水浸蒸饼为丸，萝白子大，量儿大小，加减丸数，临卧生姜汤送下。

---

① 茯：据文义，应为"腹"。

② 加减肾气丸：根据本书中卷内容补充方剂名，但无药物。

一百二三　**安虫饮**治蛔虫动口吐清涎

黄连　乌梅　炮姜　山楂　厚朴　芍药　使君子肉　枳实　陈皮　川楝子

水煎服。

一百二四　**乌梅丸**治蛔虫动痛

细辛　桂枝　黄柏各六钱　乌梅一十个　□姜　黄连各一两　当归　蜀□各四两

上为末，酒浸乌梅一宿，去核蒸之，□饭捣稀泥，如麻子大，每用二十，□□□汤送下。

一百二五　**追虫取积散**治虫积

牵牛二两半　雷丸一两　木香五钱　芜荑五钱　蓬术五钱锡灰五钱　大黄二两一钱　使君子五钱　槟榔一两　干漆五钱

上为末，每用一钱，好酒调下或面糊丸，麻子大，天明猪肉汤送下。

一百二六　**麻黄桂枝汤**治伤寒发热

麻黄　桂枝　芍药　甘草　杏仁

姜煎服。

一百二七　**十神汤**治冬月伤寒，疫疠发热等症

紫苏　甘草　陈皮　香附　干葛　升麻　芍药　川芎白芷　麻黄　生姜

煎服。

一百二八　**五瘟丹**专治疫疠

黄芩己庚年为君　黄连戊癸年为君　黄柏丙辛年为君　山

栀丁壬年为君　　人中黄甲巳年为君　　香附　　紫苏叶

　　上为君者倍之，余各等分，生晒为末，用大黄倍煎成膏，□药为丸，弹子大，雄黄、朱砂为衣，金箔贴之，阴干。每一丸水浸化，如阴症白汤下，阳症井水化下。

　　一百二九　　截瘟丹治疫疠

　　柴胡□两　　细辛五钱　　当归一两　　麻黄去节，净末，四两甘草□两　　赤□□一两　　□麻一两半　　人中白□钱□

　　加石□五钱，秋□加桂枝二钱，上各取净末，水糊丸，□豆大，每用二十丸，用雄黄五分为末，凉水送下，取出汁□。

　　一百三十　　十味香薷饮□暑和脾

　　香茹　　人参　　白术　　茯苓　　甘草　　黄芪　　扁豆　　木瓜厚朴　　陈皮

　　水煎服。

　　一百三一　　益元散治暑泻

　　滑石六两，飞过　　粉草一两

　　共为细末，水调服。

　　一百三二　　生脉散治注夏发热

　　人参　　五味子　　麦门冬

　　水煎服。

　　一百三三　　渗湿汤治感湿发热

　　黄芩　　黄连　　山栀　　防己　　二术　　陈皮　　青皮　　赤苓

泽泻　茵陈　猪苓

水煎服。

一百三四　茵陈五苓散治感湿发热

茵陈　朱①苓　泽泻宅舍　白术　茯苓　肉桂　甘草

一百三五　羌活胜湿汤治感湿发热

羌活　防风　川芎　藁本　甘草　黄柏　蔓荆子
苍术

水煎服。

一百三六　泻肝散治肝热

车前　木通　□地　□归尾　山栀　黄芩　龙胆草
甘草　□□

水煎服。

一百三七　泻白散治肺热

桑白皮　地骨皮　甘草　陈皮　桔梗

水煎服。

一百三八　四物汤调益荣卫，滋养气血

白芍二钱半　当归二钱　熟地二钱半　川芎二钱

水煎服。

一百三九　小续命汤治刚柔痉病

麻黄　人参　黄芩　川芎　芍药　甘草　杏仁　防己
官桂　防风　附子

---

① 朱：据文义，应为"猪"。

水煎服。

一百四十　桂枝加葛根汤治刚柔痉有汗

葛根　赤芍　甘草　桂枝

水煎服，或加羌活防风。

一百四一　小柴胡汤治诸热刚柔痉病

半夏　人参　柴胡　黄芩　甘草

一百四二　大柴胡汤治诸热刚柔痉病

柴胡　大黄　半夏　枳壳　黄芩　赤芍　生姜　枣子

煎服。

一百四三　犀角地黄汤治肺胃热失血

犀角　地黄　牡丹　芍药

水煎服。若加黄芩、大黄能消瘀血发吐。

一百四四　黄连解毒汤治失血等症

黄连　黄柏　黄芩　栀子

水煎服。

一百四五　麦门冬饮治吐血久不止

五味子　麦门冬　黄芪　当归　人参　生地

水煎服。

一百四六　清胃汤治粪后见血

牡丹皮　生地　黄连　当归　山栀

水煎服。

一百四七　加减八味丸治血脱益气

山茱萸　山药各四两　熟地八两　茯苓　牡丹皮　泽泻

各三两　肉桂　五味子各一两

为末，地黄膏加蜜丸，梧子大，每七八十，白汤下。

一百四八　清心莲子饮治溺血

麦门冬　地骨皮　黄芩　甘草　茯苓　黄芪　柴胡
车前子　石莲肉　人参

水煎服。

一百四九　加味清胃散　治乳母积热失血

升麻　生地　黄连　当归　柴胡　山栀　牡丹皮

水煎服。

一百五十　加味小柴胡汤治郁恕①

柴胡　半夏　人参　黄芩　甘草　山栀　丹皮

一百五一　加味归脾汤治因忧思失血

当归　龙眼肉　远志　人参　黄芪　白术　茯神　酸
枣仁各□□钱　木香五分　甘草三分

姜枣煎服。

一百五二　茵陈汤治黄疸

茵陈　栀子　□柏皮

浓煎服。

一百五三　防风通圣散治时毒

大黄　芍药　薄荷　川芎　当归　甘草　厚朴　芒硝
栀子　连翘　黄芩　桔梗　白术　麻黄　荆芥　滑石

---

①　恕：据文义，应为"怒"。

石膏

水煎服。

一百五四　通鸣散治耳聋

菖蒲　远志各一两　柴胡　防风　麦门冬各五钱　细辛
葶苈各二钱　杏仁十四个　磁石一分

上为末，每用五分，食后葱白汤调下。

一百五五　菖蒲丸治耳聋

菖蒲□寸　巴豆一粒

上研为剂，分作七丸，每用一丸，□绵裹塞耳内，一
日一易。

一百五六　消毒饮治口疳

当归　川芎　生地　赤芍　连翘　山栀　黄连　甘草

一百五七　当归散治口角裂痛生疮

当归　芍药　桔梗　黄芩　黄连　全胡　生地　栀子
薄荷

水煎服。

一百五八　温脾丸治滞颐

半夏　丁香　木香各五钱　干姜　白术　陈皮各二钱半

上为末，糊丸黍大，一岁儿十丸，米汤下。

一百五九　驱风散治鹤膝

防风　牛膝　薏苡仁　苦参阴便浸晒　何首乌阳便浸晒，
各一两　姜虫　天花粉☒　荆芥穗各五钱　肥皂核白一两

上共为粗末，每用三钱，同冷饭团四两，公猪油六

钱，黏米绿豆各一撮，水四碗煎至二碗，分作二次温服。

一百六十　破故纸散治遗尿

破故纸为末，每用一钱白汤调下。

一百六一　鸡肠散治遗尿

鸡肠草一两　牡蛎三钱　龙骨　南桂　茯苓　桑螵蛸各五钱

水煎服。

一百六二　五淋散治诸淋

赤苓　赤芍　山栀　当归　甘草　灯心

水煎服。

一百六三　八味丸治寒淋

熟地四两　茯苓一两　丹皮一两半　泽泻一两　石枣肉二两　肉桂五□　附子五钱　山药一两

上蜜为丸，梧子大，每服三四个，□。

一百六四　柴胡栀子散治积热淋病

柴胡　山栀　茯苓　川芎　芍药　当归　牡丹皮　牛蒡　甘草

水煎，子母并服。

一百六五　润燥丸治大便燥结

当归尾五钱　防风三钱　大黄一□，酒蒸　羌活□两　皂角子一两半，烧存性　桃仁二两半　麻仁一两半

上为末。蜜丸如梧子大，每用二钱白汤下。

一百六六　柏子仁膏治大便不通

柏子仁　松子仁　胡桃仁□等分

上研膏，如弹子大，白汤化下。

一百六七　金沙散治小便不通

海金沙　地肤子　郁金　滑石　甘草　灯心　木通

水煎服。

一百六八　佛座须丸治小儿梦泄

茯苓一两　黄柏四两　远志　猪苓　山茱萸肉　莲须

菟丝子各七钱半　甘草八钱　砂仁二两

上为末，山药糊丸，梧子大，每用三钱，空心白

汤下。

一百六九　水银膏治诸疮

水银二钱　樟脑一钱

木油调搽。

一百七十　柴胡清肝饮治风热疮

柴胡　山栀　茯苓　川芎　芍药　牡丹皮　牛蒡子

当归　连翘　甘草

水煎服。

一百七一①　当归和血饮治风热疮疥

当归　川芎　芍药　地黄　连翘　荆芥　丹皮　防风

水煎服。

一百七二　大枫子膏治诸疮

---

① 一百七一：原脱，据方剂序次补。

水银　蛇床　白芷　花柳各一钱　枯矾五分　大枫子二十个　樟脑二钱　油核桃肉二十个

共捣二千为丸，用掌磨擦。

一百七三　铁箍散治胎毒

大黄　黄柏　南星　五倍各一两　黄芩二钱　芙蓉叶花二两　郁金五钱

共为末，每用鸭蛋白调敷。

一百七四　参芪托里散治胎毒

人参　黄芪　白术　陈皮　当归　地黄　茯苓　芍药　甘草

水煎服。

一百七五　犀角消毒散治胎毒发丹

生地　当归　赤芍　犀角　荆芥　防风　牛蒡子　连翘　丹皮　黄芩　甘草　薄荷

水煎服。

一百七六　地黄膏治天疱疮

生地　升麻　蓝叶　山栀　大黄各一两

上锉，用猪油八两，文武火煎，色变，滤去渣，磁器盛之，涂患处。

一百七七　甘露饮治风热齿痛

生地　枳壳　黄□　石斛　天麦门冬　□□□　叶□□　茵陈　甘草

水煎服。

一百七八① **调元散**治解颅

人参　茯苓　山药　白术　白芍　地黄　当归　川芎
甘草

水煎服

一百七九　**泻青丸**治囟填

羌活　川芎　栀仁　龙胆　当归　防风各等分　大黄
减半

上为末，炼蜜为丸，芡实大，每服半丸至一丸，煎竹
叶汤下。

一百八十　**祛风散**治天柱骨倒

防风　川芎　白芷　黄芩　细辛　甘草　羌活　薄荷
当归

水煎服。

一百八一　**十全大补汤**治气血两虚，髓不充骨

当归　川芎　白芍　地黄　人参　白术　茯苓　甘草
肉桂　黄芪

姜枣煎服。

一百八二　**宽气化痰丸**治龟胸

大黄三分　杏仁　百合　木通　桑皮　甜葶苈　天门
冬　石膏各五钱

为末，炼蜜丸，如绿豆大，每服一十五丸，食后，临

---

①　一百七八：原作"一百八八"，根据一百九十首方剂实际序次改，下
同。

卧熟水化下。

　　一百八三　松叶丹治龟背

　　松花　枳壳　防风　独活各一两　麻▢　▢胡▢▢
大黄　桂心各五钱

　　为末，炼蜜丸，黍米大，▢▢▢丸或二十丸，粥
饮下。

　　一百八四　皂角子丸治肝胆风热瘰疬

　　皂角仁二两　连翘八钱　当归　柴胡　山栀子各一两
龙胆草四钱　芍药　川芎　胆星　紫背天葵一两　甘草　桔
梗各四钱

　　上为末，米糊丸，小豆大，每用一钱，白汤送下。

　　一百八五　皂角膏贴恶核

　　大皂荚去子，烧存性，八钱　草乌　干姜　赤芍药各一两
糯米一合，炒褐色　南星二两

　　上为末，葱酒调涂，日易二次。

　　一百八六　益气养荣汤治积

　　人参　白术　当归　川芎　白芍　地黄　金银花　柴
胡　贝母　黄芪　桔梗　皂角刺　夏枯草

　　水煎服。

　　一百八七　二黄膏

　　雄黄　雌黄　川乌各一两　松香二钱，俱为末　乱发一
团，烧灰存性

　　上以猪油六两熬，次入下三味煎至发消尽，以绵滤去

滓，入二黄搅匀，磁器盛之，涂疮上。

一百八八　阿胶散治肺虚久嗽，气促有痰

阿胶一两，面炒　马兜铃五钱　杏仁二粒　□□□□
甘草三钱　黍黏子一钱，炒□□

上为粗末，每二钱白水煎服。

一百八九　粉红丸治心虚困卧惊悸不安

朱砂一钱五分　天竺黄二分　龙脑一钱，另研　胭脂一钱
牛胆星四两

上为末，牛胆汁和，弹子大，砂糖调温水送下。

一百九十　紫草膏治秃疮、肥疮、梅花疮

紫草不俱多少，真麻油煎成膏搽患处。若梅花疙，加
金头蜈蚣一条，同煎膏搽，但搽药每先宜盐茶洗净。

又方，用木油一两，肥皂肉八钱，同煎，灼去肥皂以
油抹或用旧网巾烧灰为末，麻油调搽。

治小儿经验棋盘局方歌

小儿初生并月中，七日八日多有风。脐风撮口皆同
到，实难治疗保孩童。只有脐风无撮口，医人妙手有
灵通。

第一升麻与防风，赤芍黄芩荆芥同，白芷灯心薄荷
草，钩藤汤使治孩童。后方再用防风散，赤芍南星荆芥
芽，羌活独活黄芩薄，枳壳桔梗灯心加，白芷稍与钩藤
使，煎服即愈实堪夸。

鹅口缴后用此方，柴胡荆芥赤芍防，白芷稍①同黄柏薄，羌活甘草灯心汤。

小儿初生五七朝，□暑黄色遍身娇，先将□□□茹散，枳壳厚朴木通煎，赤芍黄芩姜作使，车前兼□□安然。

又方再用川升麻，桔梗防风枳壳佳，北胡南星京芍药，芩芷甘葛灯心些；蜜炙桑白姜藤使，不乳月嫩共堪夸。

后方桔梗芷南星，知母贝母北胡宁，甘草荆芥当归尾，羌活独活共均平，枳壳钩藤并薄荷，灯心姜枣有神灵。

小儿三四久伤寒，咳嗽而来鲜团②，若有此症宜先表，苍术陈皮芍桂宽，枳壳白芷麻黄茹，干葛升麻桑白攒，为使姜煎葱热服，吃了此药换方安。

后换奇方用北胡，升麻芩梗草同途，枳葛知母苓栀子，赤芍南星莲去芦，桑白皮煎姜共使，服了五六贴安舒。

后方再换及黄芩，荆芥防风桔梗星，枳壳升麻干葛芍，芷稍知母豁喉音，姜莲桑白胡甘草，煎忌生冷记于心。

小儿咳嗽面青时，身体无潮吐乳垂，宜服小青龙治

---

① 稍：略微、少量；下同。
② 咳嗽面来鲜团：咳嗽时颜面呈团状鲜红。

却，杏仁五味细辛宜，半夏枳实麻黄草，姜草中圭①最为奇。

又方再解杏仁参，只是麻黄半夏临，五味细辛苓白术，甘草中桂共煎陈，此药服温有神效，免劳父母自忧心。

小儿饮水乳不思，手足潮热不盖被，黄芩黄柏同甘草，柴胡枳壳石膏奇，芍药向子灯心使，薄荷煎服立安宁。

小儿脉细红者色，归内伤寒多潮热，先以表解汗发出，麻黄芍药升麻得。枳壳陈皮干葛苍，香茹姜煎不可缺。

又方芩桔用川芎，赤芍南星甘草姜，枳□□□荆芥柏，灯心煎服病安康。

小儿积气用奇方，江子②丁香及木香，醋煮良姜并半夏，青皮三棱莪术良，三味二两各分等，皂角存性末同当，面糊为丸梧子大，积气陈皮各有汤。

惊叫不止又加方，往攻潮热北胡汤，羌活独活防风芥，全蝎天麻甘草姜，神砂③薄荷南星等，僵虫灯草及钩藤。

小儿伏暑兼肚疼，猪苓枳壳及三棱，黄芩苍术木通

---

① 圭：标准、法度。此处指姜草的剂量和用法最奇妙。
② 江子：巴豆。
③ 神砂：疑为"辰砂"。

等，陈皮赤苓香茹连，生姜车前同堪使，服了此药肚疼痉。

夏月伤寒可表宽，麻黄苍术升麻安，枳壳陈皮姜葱芍，呕加半夏干葛汤。

表后气急加潮热，柴胡桔梗黄芩啜，南星枳壳芍药姜，葛根灯心真妙诀。

如再不退后又方，黄芩桔梗石膏汤，葛星芍芥柴胡柏，枳壳升麻共一方，发渴再加知贝母，姜煎车前服安康。

小儿伤寒用此方，潮热惊者甚难当。先以表药疏通窍，厚朴陈皮赤芍姜，枳壳升麻苍木①葛，麻黄桔梗药中王，葱煎为使乘热服，服了此药汗随宽。

后方不退芷防风，荆芥升麻黄柏同，甘草柴胡芩芍梗，羌活独活在其中，神砂枳壳钩藤薄，灯心□□□□功。

小儿中寒伏暑□，一件其症表为先，厚□□术陈皮芍，此名即是二香汤。

小便赤痛后加方，肚痛同煎枳壳汤，扁豆木通香茹朴，赤芍三棱莪术姜，车前壬癸②同煎吃，服之即令病安康。

肚痛大小便难通，枳壳黄连滑木通，泽泻猪苓茹厚朴，姜车煎服立神功。

---

① 木：据文义，疑为"术"。
② 壬癸：即水。

小儿或三四岁中，两手脉沉至骨朦，只是受暑于中病，厚朴三棱芍木通，香茹扁豆连枳壳，姜车煎服有灵通。

后换猪苓泽泻汤，三棱枳壳木通宽，黄连赤芍甘草等，姜车煎服最为良。

小儿四五夏月中，寒热脑疼腹痛攻，先宜只服香苏散，表发寒热药收功，苍术枳壳陈皮芍，麻黄表桂木通芎，香茹苏蓬三棱共，车前煎服与姜葱。

表后或攻腹痛时，又兼泄泻定无疑，赤苓猪苓并泽泻，厚朴苍术及陈皮，赤车①木通甘草等，车前姜与木瓜奇。

后又不退脾胃败，饮食不思真可怪，要服猪苓白术汤，泽泻茯苓黄芪再，白芍厚桂国老丹，厚朴姜车木瓜赛。

专治小儿三四岁，乳食所伤败脾胃，或眼手还四肢重，只服此方并散气。若表之时莫去汗，麻黄苍术陈皮济，枳壳木通厚朴等，莪术三棱破滞气，表桂□□□□□，姜车煎服君须记。

后又退肿有仙方，进食香苏散可将，枳壳陈皮通厚朴，苍术三棱莪术汤，青皮大腹同苏叶，姜车煎服任君尝。

---

① 赤车：多年生草本植物，辛、苦，温，能祛瘀，消肿，解毒，止痛。

又换后方赤茯苓，苍术泽泻及猪苓，赤芍三棱厚朴等，莪术木通甘草平，壬癸煎来姜作使，车前一服得安宁。

后又调胃此方奇，白术人参白芍宜。茯苓陈皮并厚朴，灯心姜枣不拘时。

专治小儿六七月，搐厄或有兼潮热，一二日内便将来，不醒人事宜表切，香茹枳壳及麻黄，厚朴苍术陈皮说，赤芍木通姜草葱，大作二贴忧疑决。

又方或潮不退时，防风荆芥柴胡随，黄芩桔梗南星芍，全蝎天麻白芷奇，白附姜虫羌独活，枳壳辰砂薄荷齐，灯心修合姜为使，钩藤此药少人知。

搐后此方便用医，潮热往来成疟时，柴苓分利阴阳妙，泽泻猪苓枳壳宜，柴胡茯苓芩芍药，灯心桔梗桂姜奇。

分后阴阳寒热期，槟榔草果赤苓齐，猪苓泽泻恒山夏，莪术三棱肉桂奇，桃柳甘草姜同使，服此仙药说因依。

专治小儿三四岁，久沾疟疾驮脾胃，日久不安多有痞，服了此药宜针灸，当归人参白术芪，恒山草果槟榔桂。神曲麦芽甘□□，桃□□□各三寸，一日一□□□至。

小儿初感□热□，□□往来如何煎。寒□□□又有方，寒多热少宜先表，柴胡表桂及麻黄，厚朴苍术陈皮等，赤苓枳壳香茹芍，姜车煎服汗流脸。

又有脉青紫是疟，潮热不退难捉摸。先寒后热未分晓，泽泻猪苓并厚朴，柴胡枳壳赤茯苓，甘草同煎兼赤芍。有惊再用加防风，南星荆芥黄芩约。有咳又加甘桔梗，小便赤涩木通等。姜车壬癸煎服了，分理阴阳辨分晓。分后一日或成双，热多寒少猪苓汤。猪苓泽泻并枳壳，厚朴半夏及槟榔，柴胡赤苓恒山等，黄芩草果及生姜，桃柳枝条各二寸，甘草同煎病即安。

此方专治小儿麻，咳嗽声重羞明遮，先宜痛表遍身体，苍术陈皮干葛加，表桂麻黄并厚朴，枳壳升麻桑白车。生姜赤芍同煎服，服了宽怀不必嗟。

后见麻子遍身红，出透皆齐不用攻，只服玄参升麻散，黄柏黄芩桔梗同。赤芍南星甘枳壳，北胡玄参桑白浓，翘与干葛升麻共，生姜煎吃有神通。

小儿麻症不堪夸，先要疮麻出透佳，于中或有夹惊者，防风荆芥葛升麻，南星枳壳防风芍，桑白柴胡桔梗牙，甘草玄参稍芷共，生姜煎服实堪夸。

又痢□□□咳□□□痢者可□□□□□□先将出，先医麻□枳壳□，□升麻要，并将赤芍车前煎，良医利市真堪献。

医痢要下茹苓汤，此疾不解实难当，猪苓泽泻连豆朴，赤芍枳壳木通宽，桔梗生姜车前子，煎服即愈谢医看。

此方专治小婴儿，百日半周一岁随，遍体生疮潮热甚，焦啼不止号惊疮，更服防风荆芥散，黄芩白芷芍当归，羌独二活连翘等，柴胡甘草好施为，灯心薄荷同姜使，早换此药是良医。

又方白附及天麻，蝉蜕僵虫荆芥牙，茯神草芷防风等，全蝎归尾实堪夸。

再换真方托伏疮，一二日内遍身光，疮干服了急要看，忙请医人下方，宜堪连服十宣散，芎归白芍草麻黄，茯苓表桂陈皮芍，黄芪同发最为良，姜葱煎服并堪用，二三贴内要红疮。

此症然后又加方，白芩防风荆芥良，当归川芎甘白芷，人参白术葱和姜，羌活黄芪中桂等，陈皮灯心共煎汤，服了此方皆有效，早谢良医出语章。

小儿用此是如何，手足厥冷是阴多，吐泻不止无潮热，用此方调气血和，陈皮厚朴藿香叶，苍术肉桂不须多，半夏茯苓草白芍，姜葱煎服起沉疴。

厥冷烦潮▢术▢中桂，豆蔻砂仁及藿香，木香▢安康。

又有痘疹从头出，先出先靥期为顺，或在脚下先出来，更为逆者人难好，便宜就服当归术，白芍茯苓并甘草，藿香白芷及生姜，色淡再加苏木枣，方才一贴见安然，于人不要费心保。

又治痘疹小儿方，初起厥冷四肢寒，手足鼻冷及吐泻，先将表药用开场，陈皮苍术同苏叶，枳壳升麻白芍当，表桂麻黄及厚朴，藿香葱叶与生姜，大作三贴须热吃，医人痘疹是仙方。

又方一七二七靥，或胀或痛叫腰疼，背痛者是肾经痘，急宜作福靠神天，更服人参白术散，茯苓白芷藿香煎，当归白芍同甘桂，姜枣同和不可传。

后方痘疹不攻时，连服异功散最奇，木香丁香参桂术，茯苓苏叶与黄芪，姜枣和同煎可服，一方得效少人知。

靥后退潮解毒汤，升麻桔梗芍为良，防风荆芥柴胡得，干葛灯心薄荷凉，连翘黄芩甘草使，此方得效最高强。

痘靥或后食伤脾，四肢浮肿甚跷蹊，医人要服二香散，枳壳三棱消四肢，陈皮苍木①并苏朴，木通表桂散寒脾，姜煎连服二三贴，再加葱服最为奇。

退肿☐，☐。☐及通芍☐，猪苓泽泻柴桔梗，☐，☐滑石姜，桔梗乌药同修和，煎服此药是仙方。

后再加减用五苓，枳壳猪苓白芍青，泽泻三棱同桂朴，赤苓甘草及陈皮，莪术苍术同修和，姜车煎服便安宁。

小儿初出痘时中，大潮日夜有惊风，若不退者针灸可，天麻全蝎及防风，羌活荆芥同甘草，白芷南星薄荷

---

① 木：据前后文义，应为"木香"。

同，茯神辰砂北胡等，钩藤姜使立收功。

小儿三岁四岁期，多有偏坠痛无时，或成个大并个小，只合制过茹散宜，香茹厚朴同枳壳，生姜自汁炒匀奇，术通扁豆连甘草，姜车煎服便能医。

后方甚灵茹苓汤，曾经伏暑入膀胱，猪苓泽泻香茹草，赤苓黄连厚朴良，木通枳壳和川楝，车前煎服是真方。

后方五苓散最奇，猪苓泽泻木通宜，滑石茯苓芍枳壳，川楝去核苦葶苈，车前煎服同姜好，壬癸和同服有灵。

小儿三岁及四岁，肚大青筋手足细，羸瘦皮肤遍体黄，名为疳积伤脾胃，小便如泔大便白，不生肌肉如何治。

再有三棱莪术方，猪苓泽泻朴槟榔，柴胡枳壳青皮草，赤苓木通滑石良，香附陈皮乌药等，砂仁神曲及生姜，谷芽散气消疳积，世好良医姓自香。

小儿伤寒▢，▢；▢有风寒▢，无将表药▢，升麻▢，▢朴姜，表桂香茹葱白使，车前煎服汗如汤。

表后气急有潮烦，热咳之时要退烧；柴胡桔梗升麻葛，赤芍南星枳壳饶，荆芥防风芩白芷，生姜桑白解心焦。

痰热不退后何为，只用柴胡芍药随，桔梗升麻羌独活，天花白芷草为奇，防风荆芥南星等，姜桑枳壳任施为。

摇头弄舌业眼儿，防荆南半羌芩扶，天麻薄荷白附子，僵虫姜草灯心助。

患病后胆怯心虚，半夏枳实橘红俱，白芩甘草生姜枣，煎熟依时温服之。

小儿伤脾遍身肿，二术陈青皮桔充，赤芩猪芩土乌药，泽泻腹皮姜煎用。

夹食伤寒用黄芩，枳壳麦芽车前并，山楂半夏木通和，苏梗甘草姜煎灵。

不长肌肉便白粪，信胡猪芩朴木通；泽泻赤芩枳滑石，棱莪车前竹叶姜。

暑天潮热泻兼惊，香茹扁豆橘白芩，苍术曲楂天麻朴，猪芩柴胡甘草奇。

作泄生疮用防风，赤神泽泻麦蝉冬，□银花草，山菇灯心□。小儿□，□，□极细末，□糊为丸龙眼样。

小儿泄泻用猪芩，泽泻不油白术并，白芩中桂为细末，每服滚水调下灵。

治 验

小儿年一岁零四个月，时因乳少，吃粥饭过多成积，又因多吃面食，遂成积痢。先水泄，后脓血，其症极重。时已断乳，饮食少进，睡不闭目，肛门如竹筒，手指纹已过命关，明是不治症，予设法治之。用清热消积等药，缓缓用茶匙挑灌之，觉儿精神极困时，又另用人参麦门冬煎汤，少少与之，以保其元气。如是调理数日，痢渐正，而渐获安。但其儿肉削如柴，调养半年，始得复旧。因思世之医家、病家，遇此等极危之症，又犯方书所载不治之条，弃而不治而任其毙者，不可胜计矣，因述之以镜后。

小儿四肢消瘦，肚腹胀大，行步不能，颇能饮食，作渴发热，去后臭秽。此脾脏伤也，用异功散、肥儿丸调理而愈。

小儿面色痿黄，眼胞微肿，作渴腹胀，饮食少思，☐或移动。小便澄白，大便不实，此脾疳之患，用☐枝芜荑，肥儿丸而愈。

小儿尿浊☐服而愈。

小儿患痞癖，服槟榔、蓬术、枳实、黄连之类☐乃脾经血虚痞也，不可克伐，用六君子加当归☐渐复，诸症渐愈，乃朝用五味异功散加升麻柴胡，夕用异功散加当归、芍药而愈。

小儿肝疳，白膜遮睛，筋疳泻血，肾疳身瘦疮疥，骨疳喜卧冷地。又治胃怯不言、解颅并年长不能行者，用六味丸各等分，炼蜜为丸，久服神效。

小儿潮热发搐，痰涎上壅，手足指冷，申酉时左腮青色隐白，用补中益气汤调补脾胃，六味丸滋养肝肾而痊。

小儿三岁，因惊搐搦，发热痰盛，久服抱龙丸等药，面色或赤或青。此心肝二经血虚风热生痰也，用六味丸滋肾生血，用六君、柴胡、升麻调补脾胃而安。

小儿伤食发丹，服发表之剂；手足搐搦，服抱龙丸；肉瞤痰盛，余谓脾胃亏损而发慢惊也，无风可祛，无痰可逐，只宜温补胃气，遂用六君加附子，一剂而愈。

小儿抽搦，痰涎自流，或用惊风之药益甚，视其囗，余用六君、补中益气二汤，补脾肺而愈。

小儿五岁，因看会见妆鬼脸，被惊吓，两眼囗睛翻白向外，视物微觉囗。子曾出痘疹否？对曰未。俟囗子发热，似有将出之几，其家果召余治囗泡出汗，慢火熬成膏，涂儿两眼胞上下。一日囗痘疹收靥后，其眼复旧。

小儿年十一岁，夜间忽然身发大热，头痛身痛，囗分清予治。时方盛暑，予初闻以为此必感暑症也，挟暑药以往。及至，详问其致病缘由，又细察其脉，乃知系是感寒而非感暑也。因谕以必须发汗，其母又以现今多汗为疑。予曰，此汗不可作数，必须用药发汗，方可除病。因制发散药一大剂，用防风、羌活各六分，陈皮、甘草各三分，小川芎、白芷各四分，赤芍五分，香薷、干葛各一钱二分，苍术、苏叶、生香附各八分，生姜水煎，热服取汗。至天明而身热头痛身痛等症尽除，再服清解药数剂，调理旬日而安。

小儿八岁，患伤寒头痛，身疼发热，口干面赤无汗。诸医以伤寒治之，百药枉效，已经旬日，袖手待毙。余以龙脑安神丸一服，其汗如雨即瘥。

小儿外感风邪，服表散之剂，汗出作喘，此邪气去而脾肺虚也，用异功散而汗喘止，再剂而饮食进。

小儿沉默昏倦，肢冷惊悸，其纹如弓之向里，此属胃气虚而外感邪也。先用惺惺散以解外邪，调胃气，诸症好转。但手足冷，又用六君子汤，调补元气而安。

小儿伤食，呕吐发热面赤，服消导清热之剂，饮食已消，热亦未退。余以为胃经虚热，用六君、升麻、柴胡，四剂而痊。

小儿十四岁，伤食发热，服消食丸，胸腹膨胀，发热作渴，此脾气复伤也。先用四君、升麻、柴胡，饮食渐进，用补中益气汤而愈。后因劳心，发热少食，用六君、升麻、柴胡而愈。

小儿伤食、发热、抽搐、呕吐、喘嗽，属脾肺虚气有热，用六君、炒黑黄连、栀子而愈。

小儿伤食腹胀，胸满有痰，余用异功散而痊。后复伤食，腹胀作痛，或用药下之，痛即止，而胀益甚，更加喘粗。此脾气伤而及于肺也，用六君加桔梗调补而痊。

小儿停食，服通利之剂，作呕腹胀，此脾胃复伤也，用补中益气汤而愈。

小儿年二岁，泄泻不止，医用药不效，抱来予看。见其面赤，身发热，口渴又甚，初疑其热泻，用四苓散加木通、车前子，略加姜汁炒黄连少许，一剂与之。又看其儿神气困倦，疑其未必热也。戒之曰：此药煎熟，姑用酒杯少与半杯，若服不相宜，即止勿服，速来换药。其儿服药半酒杯，泄不止而又呕吐，其母又抱来看，而其身热、面赤、口渴则如故也。予知其脾胃极虚，则阳气无所依而欲外散，是以身热、面赤；脾胃极虚，则津液内枯，是以口渴，用人参五分，炒白术五分，炒干姜、官桂各三分，白茯苓、扁豆姜汁炒、山药炒各六分，广陈皮、甘草各四分，生姜一片去皮，胶枣一个去核洗净同煎，与之服，一剂而泻止，二剂而全安。

小儿才满十个月，其姐尝抱往日中受暑气，水泻数日不止。其母不知，错说因是感寒，用苏散药不效，用分利药又不效，其泄频数而急滑似虚。予细察详问，知其病因于受暑气也，用益元散数匙，服之少止，然其泻已久，神气困倦已极，眼皮垂而哭声不出，父母及旁人皆以为必死，不必服药矣。予曰：但得泻止，即可望苏。用茵陈研末一钱，车前炒研一钱，合成益元散二钱，共和匀，每次白滚水调四分，频频服之。服一半而泻止六七分，服完而泻止，小便渐利，渐能饮乳，越二日而全安。

小儿先饮食后即泻，先用六君、升麻、神曲、山楂而止，又用五味异功散加升麻而痊。后吐泻腹痛，用保和丸二服，又用异功散调补脾气而安。

小儿伤食作泻，腹胀，四肢浮肿，小便不利。先用五苓散加木香，旬余诸症渐退，又用五味异功散为主，兼以加减肾气丸，又旬日二便调和，饮食渐进，浮肿全消，乃以异功散调理而安。

小儿因惊久泻，面色青黄，余谓肝木胜脾土也，朝用补中益气汤，夕用五味异功散加木香，子母俱服而愈。

小儿久泻兼脱肛，小腹重坠，四肢浮肿，面色痿黄，时或兼青，诸药到口即呕吐。审乳母忧郁伤脾，大便不实，先用补中益气汤、五味异功散及四神丸调治，不两月，子母并愈。

小儿腹胀，食后即泻，手足逆冷，此脾气虚寒也。先用人参理中丸，后用六君子汤而愈。

小儿吐泻乳食，色白不化，露睛气喘，此脾肺不足，行病俱虚也。先用异功散加桔梗、柴胡顿愈，再用补中益气汤而安。

小儿因惊吐泻腹胀，先用六君、木香、柴胡，治之稍可，又以五味异功散而愈。后因惊搐痰甚，或用镇惊化痰之药，倦怠不食而泄益甚，先用异功散加木香、钩藤，四剂而愈。

小儿面黄肌瘦，泄泻无度，腹胀如鼓，不思饮食，百药不效。予教用好生白术，酒磨浓汁，以温酒调，空心服，二三日即愈。

小儿患痢脱肛，色赤或痛，用补中益气汤送香连丸而愈。后伤食作泻，复脱肛不入，仍用前汤，更以蓖麻仁研，涂顶门而愈。

小儿患痢，口干发热，用白术散煎与恣食，时与白术散□下香连丸而安。

小儿久痢，里急后重，欲去不去，手足并冷。此胃气虚寒下陷也，用补中益气汤加木香、补骨脂，倍升麻、柴胡而愈。

小儿伤风，咳嗽发热，服解表之剂，加喘促出汗，余谓脾肺气虚，欲用补中益气汤加五味子补之。不信，乃自服二陈、桑皮、枳壳而发搐、痰涌，仍用前药加钩藤而痊。

小儿喉中痰壅喘甚，用巴豆一粒，捣烂，作一丸，以棉花包裹，男左女右，塞鼻，痰即坠下。

小儿患喘，服发汗之剂，汗出而喘益甚，用异功散顿愈，又用六君子汤而痊愈。

小儿因母有哮病，其母遇劳即发，儿饮其乳亦嗽，用六君、桔梗、桑皮、杏仁治之，母子并愈。

小儿初生，宜先浓煎黄连甘草汤，急用软绢，或丝绵包裹蘸药，抠出口中恶血。倘或不及，即以药汤灌之，待吐出恶沫，方与乳吃，令出痘亦稀少。

小儿生四五个月，止与乳吃，六个月以后，方以稀粥哺之。周岁以前，切不可吃荤腥并生冷之物，令儿多疾，若待二三岁后，脏腑稍壮，才与荤腥方好。

小儿初生，脐带脱落，取置新尾上，用炭火四围烧，至烟将尽，放土地上，用瓦盏之类盖之存性，研为细末。预将□□透明者为极细末，水飞过。脐带若有五分重，朱砂用□□五厘，生地黄、当归身，煎浓汁一二蚬壳，调和前两味，抹儿上腭间及乳母乳头上，一日之内，晚至尽，次日大便遗下秽污浊垢之物，终身永无疮疹及诸疾，生一子则得一子，十分妙法也。

凡初生小儿口腭并牙根生白点，名马牙，不能食乳，此与鹅口不同，少缓即不能救，多至夭伤。急用针缚箸头上，将白点挑破出血，用好京墨磨薄荷汤，以手指燃母油头发，蘸墨遍口腭擦之，勿令乳食，待睡一时，醒方与乳食，再擦之。

小儿月内发搐鼻塞，乃风邪所伤，以六君子汤加桔梗、细辛，子母俱服，更以葱头七茎，生姜一片，细擂，摊纸上，合置掌中令热，急贴囟门，少倾，鼻利搐止。

小儿未满月，发搐呕乳，腹胀作泻。此乳伤脾胃，用五味异功散加漏芦，令母服之，子亦服匙许，遂愈。

小儿行迟、齿迟、解颅、囟填、五软、鹤膝、肾疳、齿䶖、睛白、多愁，凡此皆因禀受肾气不足，当以六味丸加鹿茸补之。若因精气未满而御女以通，多致头目眩晕作渴，吐痰或发热，足热、腰腿酸软或自汗、盗汗，二便涩痛，变生诸疾，难以名状，余常用六味、八味二丸及补中益气诸剂加减用之，无不奏效。

校注后记

一、作者生平

《新刻幼科百效全书》，明豫章（今江西金溪县）龚居中编撰。龚氏字应圆，号如虚子，又号寿世主人，生卒年不详。明代著名医学家，曾任职于太医院，毕生习医，勤奋好学，精通医理，临床经验极为丰富，擅长内、外、妇、儿诸科。代表作有《痰火点雪》（又名《红炉点雪》）《外科百效全书》《女科百效全书》《新刻幼科百效全书》和《小儿痘疹医镜》等。

二、版本流传

《中国中医古籍总目》记载《新刻幼科百效全书》为明代龚居中撰，现存版本为明崇祯十七年甲申（1644）福建省建阳刘大易乔山堂刻本，主要收藏于上海图书馆、南京中医药大学图书馆、湖北中医药大学图书馆等。但在版本考察中发现，上海、南京、湖北等馆藏本均为影印本。薛清录主编的《中医古籍孤本大全·缩印本·第一辑》（中医古籍出版社）收录了缩印本，无不同版本流传下来。

《新刻幼科百效全书》（据上海图书馆影印本扉页），高205mm，宽120mm，为刻本，竹纸，白口，单鱼尾，书口有"保幼全书"字样，下为卷次、页次，单栏，每半页十行，每行二十三字，该书前牌记、序文已缺，从目录开始，下卷中除有少量字残缺外，上卷和中卷基本完整，末页有"保幼全书终"字样。该书分上、中、下三卷，就外观而言，写刻俱精，并有十余幅刻版图，为坊刻中的精品，具有一定价值。

《新刻幼科百效全书》成书年代较早，为研究我国明代儿科学、儿科推拿按摩学提供了不可多得的实物佐证。从流传刊布情况看，时间较早，流传较少，后世未见点校本或其他版本问世；从学术研究和利用的角度看，内容较完整，刻印较精，文字错讹较少。原刻本自成书以来至今，仅有中医古籍出版社在1993年影印过一次，印数少，且为繁体竖排。从内容上来看，与元代的《小儿按摩经》存在极为密切的传承关系。第一卷，大部分抄录于《小儿按摩经》。另外，第一卷与明代的《针灸大成》卷十的内容亦密切相关。所以本次整理，选用上海图书馆收藏的中医古籍出版社据明崇祯十七年（1644）刻本的影印本为底本，以元《小儿按摩经》和明《针灸大成》作为参校本。

三、学术特点及学术价值

1. 认为推拿有平衡阴阳之效，为保幼之良法

龚氏强调，由于小儿体质与疾病特点，推拿疗法对小儿保健医疗更有独特之良效，正如其在《保幼心传说》中

所云"……人之手足于身，亦如树之枝叶，根本相同，其发生衰旺荣枯，俱是阴阳节度而无差殊。却说男子推上三关为热，退下六腑为凉。任是昏迷霍乱，口眼歪斜，手足抽掣筋跳，一应诸般杂症，莫不有口诀存焉。先须推察明白，然后用法施之，治病无不效矣。"书中还批判了当时市医不知遵经而以浅近菲薄视之，以及野叟老妇不明医理，对小儿妄加医治，以致小儿夭亡等现象，揭示了小儿推拿的重要性和有效性。据《中国医籍考》之按语，引龚氏自序云："余家庭授受疗男妇之法，奇正不一。独小儿推拿，尤得其传。转关呼吸，瞬息回春，一指可贤于十万师矣。"可见龚氏十分推崇小儿推拿疗法。曾有医家自谦地说："若主儿医，则不晓推拿手法，岂敢丽颜以编撰幼科专书，贻讥大雅。"因此对书中许多推拿处方及治疗经验的发掘整理、考证应用具有较大的实际价值，特别是书中对于龚氏的家传秘法手诀多有披露，更值得我们去借鉴。

2. 推拿手法独具特色，龚氏尤重拿法

书中所载推拿手法内容丰富，包含了滚、打拍、开弹等多种方法，《推拿手诀》阐述了18种推拿手法的名称、功效、操作方法与适应证，较之前代新增了六种推拿手法。如"水里捞月法"，功用为大寒，手法为先清天河水，后五指皆跪。中指向前跪，四指随后。右运劳宫，以凉呵之，退热可用。若先取天河水至劳宫，左运呵暖气，主发汗，亦属热。其余手法有：凤单展翅、按弦搓摩、二龙戏珠、凤凰鼓翅、孤雁游飞等。复式操作法在各家小儿推拿著作中，均有表述，只是有些同名异法，有些同法异名，然而各种方法皆各有特色，故仍被后世所沿用，且临证颇有效验，是中医学宝库中的一枝奇葩。

3. 扩大了小儿推拿的证治范围，以歌诀形式编排，易记易诵

书中介绍的小儿推拿适应证，已不仅仅局限于明代中叶以前的小儿惊风，而扩展到了其他杂症，如潮热症、疟、痢、头疼和肚痛等，且分门别类地加以介绍。用歌诀表述穴位与推拿治法，言简意赅，易于记诵。如《推法妙诀歌》所写："天门虎口揉斗肘，顺气生血方是妙。一掐五指爪筋时，有风被吓要须知。……二人上马清补肾，威灵卒死可回生。精宁穴能医吼气，小肠诸气快如风。"小儿推拿歌赋内容丰富，是龚氏实践经验的结晶。

4. 倡导辨证施推并拟定处方，提出了推拿与时辰的关系

内科处方中有药物配伍，讲究"君、臣、佐、使"的配伍规律。针灸治病多取穴位，但其只有穴位配伍，而推拿手法治疗，不仅取穴位，还取经脉，取部位，因而其配伍要比中药处方和针灸处方复杂得多。本书在辨证立法的基础上，根据病情需要，按照一定原则，选择恰当的穴位和手法配合组方，并且对手法的力度和频率进行量化，如度诸惊之法、杂症篇所载，仅举例如下："遍身热、气吼、

喘、口渴、手足常掣、眼红，即热潮惊，伤风感寒之症。推三关二十，推肺经二百，推脾土一百，运八卦、分阴阳一百，二扇门二十。要汗，清心经二百。汗后再加退六腑二百，水底捞月五十。"说明龚氏不仅重视脏腑辨证和病因辨证，还特别注意对患儿有无兼症和治疗反应等情况的辨析，最后处以相应的治疗方案。

书中还介绍了有关四证八候与病位、时间相关的推治变方的关系，如看面断死生日期："凡小儿鼻梁上惊经……如鼻上一门有白，谨防三朝。二门有白，谨防五日之后，或五个月即死。若到坎下经络，防三年。如白到坎，谨防两月……自鼻尖到发际共十二门，即是十个月位，十二时辰亦同。"这种与时间相关的推治方法，值得当今儿科推拿工作者研究。

5. 证列详细，注重辨证论治

龚氏在卷之中部分证列详细，自胎热至黄水疮，共59节，所述病证包括胎黄、夜啼、急慢惊风等儿科常见病多发病。在对小儿常见病、多发病的病因病机探讨上，龚氏根据自己和祖传经验，结合前人论述，提出了不少新见解。如治疳积，龚氏分辨其有心疳、肝疳、脾疳、肺疳、肾疳、蛔疳、疳痨、缺乳疳、疳肿、无辜疳等，主张治疳汤药分经，针对疳积证之病因，宜分别寒热虚实治之。明确提出治泄泻当别轻重虚实寒热，不可一药而治；治痢疾当究其所因，辨其虚实寒热新久，兼固脾胃为主。龚氏对各个病证均进行了细化，根据致病原因进行命名，结合个人临床经验列出了治则、方药，对后世有指导作用。龚氏用药讲求精炼，所用方药多为祖传或自创，临床多用丸散剂，用量轻而效力专，便于小儿服用。特别是"治小儿经验棋盘局方歌"以诗歌形式记载了作者治疗儿科疾病的临床经验处方和加减方法，歌后为作者"治验"数十条，记载了作者的临床验案，是临床实践经验的总结。龚氏辨证精当，"其辨证也，如扁鹊之视疾，症结皆见，其制方也，如鄂王之用兵，变化不测；遵是术也，天下无妖民也。"

纵览全书，具有两大特色。其一，其内容包括推拿按摩与临床方治两部分，从诊疗学整体而言，内涵较为丰富。其二，阐述内容图文并茂，所论方治精审可取，并有其家传之诊法、治法、临床心得。总之，龚氏对中医儿科学的发展做出了突出贡献，他不仅总结了前人的儿科理论与实践，还结合自己的经验，发展了中医儿科学，并为其后的进一步完善奠定了基础。本书具有珍贵的学术与文献价值，需要医界同仁认真钻研。

总 书 目

本　草

方　书

卫生编

袖珍方

仁术便览

古方汇精

圣济总录

众妙仙方

李氏医鉴

医方丛话

医方约说

医方便览

乾坤生意

悬袖便方

救急易方

程氏释方

集古良方

摄生总论

辨症良方

活人心法（朱权）

卫生家宝方

寿世简便集

医方大成论

医方考绳愆

鸡峰普济方

饲鹤亭集方

临症经验方

思济堂方书

济世碎金方

揣摩有得集

亟斋急应奇方

乾坤生意秘韫

简易普济良方

内外验方秘传

名方类证医书大全

新编南北经验医方大成

临证综合

医级

医悟

丹台玉案

玉机辨症

古今医诗

本草权度

弄丸心法

医林绳墨

医学碎金

医学粹精

医宗备要

医宗宝镜

医宗撮精

医经小学

医垒元戎

医家四要

证治要义

松厓医径

扁鹊心书

素仙简要

慎斋遗书

折肱漫录

丹溪心法附余